ポジティブ精神医学の活用

10年後の精神医療はこうして変わる!

著

須賀 英道

星和書店

はじめに

　現代社会で生活していると誰もがその情報量の多さに気づくであろう。書籍などの紙媒体はもちろん，マスメディアやネット情報など，数え切れないほどの情報が錯綜している。しかし，この半世紀の流れを見ると，次から次へと産出される夥しい量の情報に比して，個人によるその情報の活用率が同じくらい増えているとは言えない。それは日常生活を普通に送る上では，そこまで多くの情報量は必要とされないからである。言ってしまえば，知らなくても生活に不自由しないような情報が巷に著しくあふれているからである。

　しかし，情報が氾濫する社会において，何かのきっかけである情報を知ることにより，思いがけず人生が発展的な展開に至ることもある。

　私もいろいろなところで講演をしているが，講演を聞く聴衆の反応からあることに気づいた。それは，思いがけない展開へのきっかけをつかむ鍵とは，情報の最新性や詳細さでも，ましてやその蓄積でもない。いくら有益な情報が目の前にあっても，「今認知した情報が今後の発展のきっかけである」ということに本人が気づかなければ，何らきっかけとはならないのである。

　私は2タイプの講演を行ってきた。1つは，多くの精神科医が行っているような精神医学に関する情報提供型である。当然，聴衆の反応はよくある学術講演と変わりがない。聴衆が講演内容を理解してくれたのか，関心があるのか，または，何ら興味を持たなかったのか，聴衆の表情だけではよくわからない。みんなが眠そうに終始うつむいていて，今回は講演がうまくいかなかったと思っていたら，終了後に「今日のお話はよかったです。とても勉強になりました」と，声をかけてくれる人がいて嬉しくなる時もあれば，演者に視線を合わせ，うなずく仕草がある人が何人もいて，今回

はうまくいったなと思っていても，終了するとさっさと退出され，良かったかどうか曖昧になることもある。

　もう一方は，この本で紹介するウェルビーイング思考のヒントに聴衆が自ら気づく場を与える参画型である。ここでは，ウェルビーイングに関する情報提供ではなく，ウェルビーイングの視点で物事を考えてみようという機会を提供するのである。その結果はどうなるだろうか。聴衆の反応は明らかに異なり，自然の笑顔と楽しいコミュニケーションが生まれ，拍手で終了となるのである。聴衆が自身でウェルビーイングの視点で考えるきっかけに気づいたからにほかならない。

　こうした2タイプの手法の違いに気づき，自分が今後行うべきことは後者であると確信したのである。とは言っても，講演の機会はそれほど多くない。もっと，多くの人が今後の発展につながる「きっかけの気づき」を得るには，その手法を広く伝えることが必要であり，きっかけに気づくコツを集約した本を出そうと思いついたのである。

きっかけの気づきはこんなところでも起きる

　普段何でもなく過ごす毎日の生活の中に，未来を変えるヒントに「ほう」と気づける題材は山のようにある。医療とは異なる分野にもざらにある。まずは，その1つを挙げたい。

　以前，自動車免許の書き換えに行った時のことである。自分はゴールド免許であったが，その30分の講習を終えた後の気分とモチベーションは1回目と2回目で大きく異なった。1回目の講習にはつらかったという記憶しかなかった。講習が始まるや否や一方的で，危険運転はしてはならない，交通法規を守れといった，命令調の内容に終始した。さらに，最近の死亡事故が提示され，守るべき交通法規や安全運転の基本など，安全運転のために誰もが当然知っている情報提供が繰り返された。そのような講習を受けて安全運転意識が向上したとは思えない。むしろ，ゴールド免許で

ある優越感が若干下がったくらいである．一度でも警察に捕まっていると講習時間は1時間以上と，もっと長くなる．この時は，ゴールド免許だから30分で済ませられると期待していたのだが，そうした優越感は全く得られなかったのである．

　ところが，2回目は講習の展開が全く異なった．年の功を重ねた講師で，話の展開が実にうまい．30分があっという間に過ぎた．彼はまず，入室するや否やこの講習を受けている人々がゴールド免許を持った素晴らしい集団であると褒め称えた．「5年間，事故・違反のなかったことはとても素晴らしいことで，日本の交通事情の安全性を支えているのがここにいるあなた達なのです．ありがとうございます」と切り出したのである．そして，今後も他人からの不運な事故に巻き込まれないように，日頃の運転に気をつけてくださいと，具体的なアドバイスをしたのである．講習参加者にあえて優越感を持たせ，今後の安全運転へのモチベーション向上へとつなげる手法といえる．講習の時間は瞬く間に過ぎ，拍手でもって終了となった．講師が長年の経験からこうした手法をつかんでおられたと思うと尊敬する．彼にはウェルビーイング手法と優越感を与える手法を重ねて用いる頭の柔らかさがある．1回目がリスクマネジメント手法で，2回目がウェルビーイング手法であるが，その後の聴衆の気分とモチベーションに大きな相違が生じるのである．これこそが，ウェルビーイングの視点で物事を考えるきっかけに気づくコツと言えるだろう．

　この本の趣旨は情報の提供よりもむしろ，人生を発展させるきっかけに気づくコツの提供となっている．みなさんがこの本を読み進めるうちに，何か新たなきっかけに気づくコツをきっとつかまれているだろう．

目次

はじめに　iii

第1部　ウェルビーイングの目覚め　1

第1章　ウェルビーイング視点のきっかけ　2
ウェルビーイングという言葉　2
あなたは2つの表現の違いに気づくか？
「私はうつ病者である」と「私はうつ病を持っている」　4
ウェルビーイング視点を目覚ませた症例（事例1）　4
木を見て森を見ず　9
全人的治療について　11

第2章　ウェルビーイング思考とは　13
ウェルビーイング思考について　13
医療者のフィルター視点　14
私が行った最初のポジティブ手法　ありがとう＆よかった日記　17
パソジェネシス＆サリュートジェネシス　22
最近の若者は本当に元気がないのか？　24
若者をウェルビーイング視点で見ると？　27

第3章　健康とは何か　ウェルビーイング視点から　31
健康概念について　31
ポジティブの軸とネガティブの軸のモデル　33
健康とは何か　事例の紹介から　35

第4章　教育でのウェルビーイングの試み
ポジティブサイコロジー理論へ　40
大学でのウェルビーイングを視点にした講座開設の経緯　40
講座開設時のコンセプト　41
講座のカリキュラムと実施方法　44
講座で有効性を認めたポジティブ手法　49
ポジティブサイコロジーによる理論的裏付け　50

第5章　ウェルビーイング実践プログラムの作成へ　54
外来診療の中でのポジティブ手法の拡大　54
個人療法からグループ療法への応用　60
ウェルビーイング実践プログラムの作成へ　63

| 第2部 | **ウェルビーイング実践プログラム** | 65 |

第6章　ウェルビーイング実践プログラムの解説　66
達成目標1）ウェルビーイング視点とは何かを知る　67
達成目標2）自然な笑顔が出るわくわくする会話の実践　79
達成目標3）自分の強みに気づき，伸ばす　91
達成目標4）一所懸命になれることを実行し，達成感を得る　99
達成目標5）感謝をする　105
達成目標6）無欲な親切行為をする　111
達成目標7）目標と価値観を明確にする　114
達成目標8）自己評価を肯定的に行い，自分を好きになる　121
達成目標9）人との絆を広げ，コミュニケーションを拡大する　127

第7章　ウェルビーイング実践プログラムの臨床活用　132
教育現場での有効性の確認　132
休職うつ病患者のリワークでの活用　137
外来精神医療での再評価　145
産業医によるサポートでの活用　149
認知症予防セミナーでの活用　153

第8章　ウェルビーイング視点によるモチベーション向上　155
「やめよう」というモチベーション向上　155
自動車免許更新の講習会　159
参加会議のモチベーション向上　160
無関心派が関心派に変わる！　165

| 第3部 | **ポジティブ精神医学の幕開け** | 167 |

第9章　ポジティブ精神医学とは　168
ポジティブという言葉への精神科医のイメージ　168
ポジティブ精神医学の定義　169
ポジティブ精神医学の考え方の生まれた背景　169
ポジティブ精神医学における目標　170
ポジティブ心理社会的要因（PPSFs）について　171
ポジティブ精神医学における治療と予防　172
ポジティブ精神医学の展望　173

第10章　ポジティブ精神医学の今後の発展性　174
医療から健康増進，環境づくりへの拡大　174
ポジティブ理論と進化論　180
個人から環境の時代へ　181
バランスを知って生きる　181

あとがき　187
事例提示について　188
参考文献　188

第1部

ウェルビーイングの目覚め

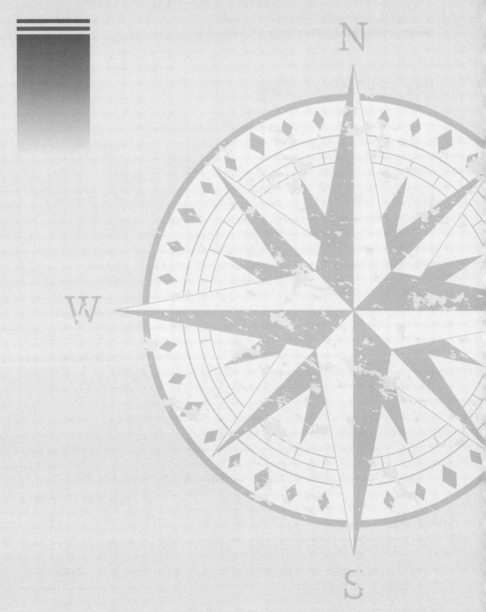

第1章
ウェルビーイング視点のきっかけ

ウェルビーイングという言葉

　ウェルビーイングという言葉は，最近よく聞かれる。ウェルビーイング（Well-being）を日本語にすると，辞書には人の幸福，福利，健康や国の繁栄とある。今では，マスメディアやネットでもウェルビーイングという言葉がよく使われるようになり，特に人の幸福度のイメージを全体的にウェルビーイングと呼ぶことが多い。

　しかし，20年前には日本語としてこの言葉を聞くことはなかっただろう。ウェルビーイングという概念がまだ新しい概念なのかといえば，実は1946年のWHO憲章に健康の定義で使われている。

　Health is a state of complete physical, mental and social well-being and not merely the absence of disease or infirmity. 和訳すると，健康とは，単に疾病や虚弱がないことではなく，身体的にも，精神的にも，そして社会的にもすべてが満たされた（ウェルビーイングな）状態のことをいう。

　このように既に70年以上も前に使われている。さらに，ウェルビーイングという意味についても，健康であることを言い表すのに加え，健康が病気や虚弱の反対概念ではなく，身体的にも，精神的にも，そして社会的にもすべてが満たされた状態であるといった，医療・保健を超えた奥深い概念であった。

　それではなぜこの言葉が日本で一般的な用語として汎用されなかったのか。それにはいろいろ原因があるだろうが，その1つとして，高度経済成

長時代には，国民の多くが「もの」の生産性とその報酬を最優先とし，一丸となって邁進していたことが背景にあるだろう。そこには，「もの」の生産性を妨げるさまざまな問題を解決することが最優先となる。例えば，病気の治療である。

　それが21世紀になって，「もの」の生産性における行き詰まりといった通過点を経ることで，さまざまなものの考え方が社会的に許容される時代になってきた。ポストモダニズムとかダイバーシティとか，多様な価値観・判断が認められるようになると，ものの見方は広くなり，ウェルビーイングといった1つの視点に着眼されるようになってきたと言えよう。

　ウェルビーイングという言葉は多くの分野で最近使われるようになったが，心理学的にはディーナー（Ed Diener）の定義している主観的ウェルビーイングと心理的ウェルビーイングを区別すると理解しやすい。人は快楽的欲求の充足から幸福感を持つことがある。これはギリシャ時代にアリストテレスがヘドニアという概念で規定した，感覚による快感や喜び，楽しさによる人の快楽追求の基本である。ディーナーは，ウェルビーイングの中でも欲求の充足を主観的ウェルビーイングとした。一方，アリストテレスは喜びや楽しさの充足には自己実現や生きがいなど感覚充足以外の幸福感もあるとし，エウデモニアという概念で規定している。これをディーナーは心理的ウェルビーイングとし，主観的ウェルビーイングと切り分けている。ポジティブサイコロジーでは，心理的ウェルビーイングによるメンタルヘルスの向上効果について示し，ウェルビーイング視点をポジティブ心理社会的要因（PPSFs：Positive Psychosocial Factors）に入れている（第4章，第9章）。

　ここでは，ウェルビーイング視点にどのように目覚めたか，私の臨床経験の流れから紹介したいと思う。

あなたは2つの表現の違いに気づくか？
「私はうつ病者である」と「私はうつ病を持っている」

まず，次の2つの表記する意味の違いについて，どこまで気づいたか？

> 1) 私はうつ病者である。(I am a depressive patient.)
> 2) 私はうつ病を持っている。(I have a depression.)

英語で表記すると違いがわかりやすい。1) がI am〜であり，2) がI have〜である。ここで相違点を直感された方は，日常生活において既にウェルビーイング視点で物事をよく見ている方である。私は健康関連のセミナーでも参加者に同様の質問をするのだが，一般の方より医療関係者の方が気づきにくい傾向がある。既に医療フィルターを通して物事を見ているからである。

この2つの表記と視点の具体的な相違点についての詳細は次章で解説する。まず，どうして私が精神科の臨床の中でウェルビーイング視点について関心を持つようになったのか。そのきっかけとなった1例を紹介したい。

ウェルビーイング視点を目覚ませた症例（事例1）

この症例は10年以上前に，精神科治療学誌の心に残る症例で紹介した1例である。当時はウェルビーイングという言葉とは無縁で，患者さんの疾患のみを見るのではなく，「人」として見る意義に気づいたという全人的治療について論じたことを覚えている。

> 彼（Aさん）との出会いは，当時の精神科病院では時々見られた往診であった。今から25年以上も前の話である。近所の方からの連絡を受け，病院スタッフと赴いた。木造長屋の一室で，中を覗くと悪臭で息ができない程だった。ゴミの山だったからである。そこに彼はい

た。まさに原始人のようである。髪は肩より伸びて胸に掛かり，顔はひげに覆われている。近寄ると強烈な体臭で自分の鼻をつまんでしまった。近所の方に聞くと，彼はここに数年前から住んでいるという。2年程前までは仕事にも出かけていた。この1年は閉じこもりがちで，近くのゴミやスーパーの裏などを漁っていたらしい。1カ月前から部屋から出て来なくなり，近所の人が心配になって病院に連絡したという。本人に問いかけると蚊の鳴くような小声で応じた。彼をスタッフと車に乗せ病院に向かったが，あまりの臭さに車の窓を全開にして口だけで呼吸していたことを覚えている。

　こうした彼との出会いは，原始人との出会いのような，驚きの中に滑稽さも否定できないような形であった。しかし，約1時間後に病棟で彼に再会するとあまりにも呆気なかった。つまり最初が突拍子もなく，次が平凡だったのである。彼は病棟でシャワーを浴び，髪も切られ，ひげも剃られた。ジャージ姿で現れた彼はごく普通の青年で，周りの同年代の患者さんと同じような姿であった。数日間は食事をほとんど摂っていなかったようで，るい痩気味であった。早速，点滴の傍ら，彼にいろいろと質問をしていった。いわゆる病歴の聞き取りと入院時現症の把握であるが，こんな状態で当然彼からそれほど聞き出せるはずがない。その後の面談や，近所の人からの情報，看護記録などからまとめると次のようである。

　40代前半の男性。両親とも既に亡くなり，兄妹とのつながりも全くなかった。家族関係については，彼自身が全く興味ないのか，ほとんど情報は得られなかった。○○出身で中学卒業後，就職。主に中小企業の工場勤務で，工場が潰れて別に移ることはあったが，会社との折り合いが悪くて転職したことはなかった。しかし，気まぐれな引っ越しと転職はあったようだが，回数は少なく，生真面目に同じ会社にいたようだ。未婚であり，女性にほとんど興味を持たず時を過ごした。友人も一人もいない。毎日同じ仕事を繰り返すリズムの中で日々を過

ごしていたといえる。休みの日でも外出は稀で，食事を近所のめし屋でとっていた。そんな彼には，蒐集癖があったのか，あの凄いゴミ箱のような部屋に，10年以上も前の古新聞が几帳面に束ねてあった。いつ頃失職したかは，その古新聞が途切れた日付でおおよそ推測がつく。失職理由は当時の経済事情によるリストラで，弱者で自己主張のない人から切られていった様子が窺える。失業保険の申請にも無関心だったようで，失職してからしばらくは郵便貯金で食いつないでいたようだ。入院時点で口座にお金がなかったことから，食べる金が無くなり，残飯漁りに移行したと思われる。元来，風呂や理髪は好きでなかったようだが，不潔さは壮絶である。2年以上は入浴もせず，床屋にも行かなかった。下着はスーパーで時々買って履き替えては捨てていたようである。精神症状については，陰性症状の他はほとんど見当たらない。幻聴については，入院時点では否定したが，過去には聞こえていたような気がすると言う。しかし，これも誘導尋問の域を超えない感がある。「人の声のようなものが聞こえていたことがありますか」と繰り返して聞くうちに，聞こえていた気がすると言っただけである。

　当時の精神科診断は，ブロイラーの言ういわゆる単純型統合失調症であろう。DSM-5の操作的診断ではSchizoid Personality Disorder，ICD-10では単純統合失調症に分類されよう。また今の時代なら自閉スペクトラム症診断が出るかもしれないが，こうした診断は何ら治療の参考にもならないだろう。抗精神病薬の薬物治療を10年以上用いても何ら変化は見られず，院内作業センターでの社会適応訓練が主であった。

　入院後は何とも変化のない10年以上の月日が過ぎたと思う。彼との会話は，毎回1分も続かなかった。眠れますか，食事はとれていますか，体はしんどくないですか，いらいらしませんか，困ったことはないですか，この5つの問いかけに対して，彼からの答えは，はい，

いいえ，何ともないです，の3つである。そして，カルテに記載されたのはglatt（順調）かunverändert（変わりない）のみであった。しかし，私も毎週同じ曜日の，10時頃に面談のために病棟に訪れたことからか，彼も決まってその時はナース・ステーションに来て，私を待っていた。といっても，待っていたのは彼だけでなく，何人かの患者さんが待っていてくれた。それが，彼らの日課だったと思う。こんな彼とのやりとりが10年以上も続いたのである。しかし，彼とは病棟でしか会わなかったわけではない。病院の敷地内や時には近所の路地ですれ違うことはよくあった。その時の彼の言葉は「こんにちは」である。これに当時の私は不思議に思ったことはなかった。それは，その病院では入院患者さんはほとんど誰もが医師に限らずスタッフに対面すると挨拶をされた。それが彼らの中に生まれた暗黙の了解のようでもあった。10年以上の彼との関わりには，1分以内診察以外のものもあった。それは，その時点で数行の記載がしてあるため，カルテを見れば一目瞭然である。1〜2年に一度は発熱などでベッド診察に行き，彼と対面したと思う。そのときの彼の表情はいつもの定期面談やその他の対面とは大きく異なっていた。言葉には出さないが，「どうしてここに来たのか」と言わんばかりの怪訝な表情であったり，嬉しそうな目つきであったり，苦しそうだったりさまざまであった。今から思えばインフルエンザだっただろう。高熱で点滴指示をしてからベッドサイドに行ったときは，彼もじっとこちらを見つめる表情に嘆願的なものが感じられた。やはり今になって振り返れば，10年以上の経過の中で，彼なりの表情の豊かさが表出されていたと思われる。

　彼との別れとなった。いつもと変わらず病棟のナース・ステーションで同じ曜日の同じ時刻頃の診察から始まった。彼との面談はいつもと変わらず1分以内に，同じ質問と応答で終わった。ただいつもと異なったのは，「私はこの病院を辞めることになりました。来週から○○先生に診察してもらってください」と私が最後に追加しただけで

ある。他の患者さんのほとんどは，私のその言葉に驚きや残念さ，悲しさを言葉や態度に表出し，しばらく言葉のやり取りが続いたのだが，彼からは一言もなく面談は終了した。それでもその時点では私は何ら不思議に思っていなかった。つまりこの時までの10年以上，私は彼を「単純型統合失調症」という精神医学の一概念で判断していたからである。彼に病院内外で対面してもいつもその一概念でもって彼を評価し，話しかけていた。

　私の考えを根幹から変えたのは，翌日の病院勤務最終日であった。患者さんの多くと病院内ですれ違い，別れの言葉をかけられた。これは他のスタッフとの対応や，これまでの患者さんの対応から違和感のない普通のやり取りだった。しかし，最後に私が病院から帰り支度をし，門から出ようとした時に彼と対面し，それが驚きとなったのだ。彼の口から出てきたのはいつもの「こんにちは」だった。しかし，その後が全く異なったのである。彼がいつまでも私の姿を1人で立って見送っていたのである。私は病院を後ろにして歩き去り行くうちに，涙が止められなくなってきた。病院での思い出が集約されて万感胸に迫ったように解されるかもしれないが，それは全く違う。彼にも私への「別れ」があったことに，彼がその時初めて気づかせてくれたのである。このことを私はこれまで全く気づいていなかった。彼を一人の単純型統合失調症患者としか見ていなかった。一人の人として全く見ていなかったのではないか。長い時の流れの中でこうして思い起こすと，彼にも笑い，涙，怒りなど明確な感情表現はなくても，微細な心のやり取りの中で豊かな感情があったことが，彼との関わりの各所にあったのである。自分が一概念でしか彼を見て来られなかったという私自身の感性の貧困さが浮き彫りになってきた。なんと自分自身が単純型精神科医だったのではないか。こうして驚きを伴う出会いと別れのあったこの症例こそが，その後の自分に精神科医である「人」として生きる上で大きな影響を与えたのである。

読者はこの症例をどのように捉えられたであろうか。精神科医として臨床経験を積み重ねることで精神医学の知識以外に臨床家としての基本も身に付いてくることは誰もが言うことであり，患者さんやその家族との接し方，その後の長い付き合い方などは自然と習得できていく。しかし，この臨床家としての基本も治療者と患者との関係の上に成り立っている。さらに，1人の人を前にした時，精神医学的診断力を向上させることが，瞬時に冷静な判断をし，治療方針を立てるといった臨床的有用性に結びつくことは言うまでもない。それによって臨床家としての自覚が芽生え，自尊心も伴っていく。

　しかし，それとは反対に「人」としての最も大切な心を忘れてしまう危険性もある。それは幼い子どもが患者さんと話しているときの素直さに近いもので，同次元での心と心のふれあいである。精神科医が一人の「人」を精神科患者とみなした後は，精神病の概念なくして対応することが難しい。特に，統合失調症圏で陥りやすい。私もこの症例を精神病患者としか見て来られなかった。しかし，別れの場面での感動から，患者ではなく「人」として接する見方に大きく立ち戻った感がある。10年単位もの長期間にわたる患者との付き合いの中で，私のその後の最終治療目標は，精神症状の完全消退から患者本人の生きがいを見出すことに変わった。精神症状を多少は抱えながらも毎日が楽しく過ごせるようになることを面談の中でよく取り上げるようになった。これこそが臨床家としてあるべき姿の一つといえると思ったのである。

木を見て森を見ず

　この格言は誰もが知っている言葉だが，生活の中ではふと忘れ，「木を見て森を見ず」の見方や行動をとっていることが多々ある。普段から「もの」を捉える時に，「もの」の全体像から捉える見方（大域視覚）と，「もの」の構成要素から捉える見方（局所視覚）があるが，2つの視点をいつ

もバランスよく使えることが望ましい。しかし，仕事などの状況からバランスが崩れることも多い。

　特に，医療者が局所視覚に偏りがちになるのは誰もが経験することであろう。提示した症例で私が陥っていた見方もこの典型である。患者の持つ病気を見ていても「人」が見えなくなっている。

　なぜ，医療者が局所視覚に偏りがちになるのか。この理由は簡単で，長期に渡る医学教育と研修，そして臨床の中で最重視されてきたことが，病理学的視点（パソジェネシス）だからである。さらにこの視点によって，医療者がその労働意欲を上げ，達成感を得ることにもなるため，その志向性はますます強くなる。パソジェネシスでは，患者の持つ疾患の原因究明や，患者の抱える問題の解決法の模索が基本となる。そして，疾患や問題点を早期発見すること，さらに，難病であってもそれを治療すること（解決）が求められる。例えば，がんの早期発見と治療がその最たるものであり，医療としての功績は莫大なものである。確かに，この病理学的視点によって医学は進歩し，社会的にも大きな功績を残した。今後も，医学の発展にこの視点は最も必要である。

　しかし，パソジェネシスの視点で常に患者に接していると，新たに原因を見つける，小さな現象でも見過ごさないなど，患者の持つ構成要素の中のネガティブ要因の探求に終始することになる。これが「病」（やまい）を診て「人」を診ずであり，木を見て森を見ずに等しい。かつてこの視点による弊害が具現化し，社会問題となった事件がある。手術室で開腹したら異常がなく，名前を確認したら別人であったという話である。その後，患者の手首のネーミング（リストバンド装着）をマニュアル化することで問題発生が解決したと解釈されている。しかし，そこには未だ本質が欠けているように思う。医療者の誰もが手術等の治療に当たる場合，自分が誰の治療に関わっているのかについて，患者の顔を事前にしっかり確認する行為は重要である。顔の確認によって，今からこの人の治療に自分が関わるのだといった医師側の主観的思いが，モチベーションを高め，その後の

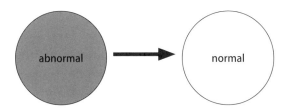

図1-a 病をみる医療者の治療方針
医療者は，治療によって病を治すという考え方（normalization）

結果についての責任や自負にもつながるのである。

全人的治療について

　医療者が木を見て森を見ずという視点に偏りがちになるのは，何も医療者がお粗末であることを意味しているのではない。そこには患者の「病」（やまい）を完治させたいという思いが前提にあるからである。医療者は「病」に罹患した患者に関わると病を何とか完治させようというモチベーションが上がる。クリーニング業者が汚れた衣類をクリーニングして，汚れのある所を少しでも白くしたいという思いが湧くのと同じである。**図1-a**がそのモデルである。異常な状態を正常にしたくなるという思い（正常化：normalization）であり，治療によって病を治す基本である。

　しかし，クリーニングでも白くし過ぎることで生地が痛むことや，周りに比してアンバランスになるなどもありうる。このことは医療でも同様である。さらに，最近では難治性疾患や慢性疾患，精神疾患，発達障害など，正常化の難しい「病」も増えてきている。こうした「病」を抱えた患者をどのようにサポートしていくかが医療者に求められる時代になってきたのである。ここでは**図1-b**のように，人として有意義に「生きる」ことをサポートするという視点が生まれる。環境資源など（この本で紹介するウェルビーイング手法がその1つ）を積極的に活用することで，「生きる」ことを高め，「病」を軽くしていくという視点である。

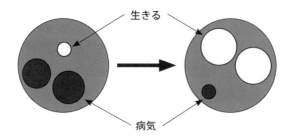

図1-b 人をみる医療者の治療方針
治療者は，患者が「人として生きる」ことをサポートすること（環境資源の活用など）によって病が治っていく（軽くなっていく）という考え方

　ここでは患者側の「病」に限局せず「人」を診ていくことが必要である。これは全人的治療という言葉で，医療界でも注目を集めた。その背景にはがん患者の末期にある緩和医療がある。既に死期を見据えた残りの人生を有意義に過ごすために，「病」の治療より生きがいを持って「生きる」という視点が見直されたのである。

　この全人的という言葉は何も新しい概念ではなく，18世紀のジャン＝ジャック・ルソーの「疾患があるのではなく，病人がいるだけだ」という有名な言葉があるだろう。彼はフランスの啓蒙思想家であるが，「病」より「人」に目を向けよという彼の戒めの言葉は，当時プラトン的志向性にあった医学の動きにも警鐘を与えた。当時の欧州では，シデナムやリンネの考え方が中心となり，疾患に対して均一性と一貫性の追求から，どのような「病」に対しても疾患単位として捉えるべきであるという考えがあった。確かに，細菌感染のように，誰に感染しても同じ症状が出る疾患はあり，その原因究明が医学に大きな発展をもたらしたのだが，すべてが同じ方向に走ると弊害が生まれることをルソーは指摘していたのである。200年以上も前に現在と同じ状況があったことを思うと，歴史は繰り返されていることを実感するのである。

第2章

ウェルビーイング思考とは

ウェルビーイング思考について

　前章で提起した問題をここでもう一度取り上げたい。
　「私はうつ病者である」と「私はうつ病を持っている」といった2つ表現の違いである。

---
1) 私はうつ病者である。(I am a depressive patient.)
2) 私はうつ病を持っている。(I have a depression.)

　前章で，私がウェルビーイング視点に目覚めた症例を紹介し，木を見て森を見ずにならない医療，すなわち全人的医療の必要性について述べたことから，読者も2つの表現の違いにもう気づかれたであろう。加えて，英語の表記による違い，「I am ～」と「I have ～」を比べると，さらにわかりやすい。

1) 私はうつ病者である。(I am a depressive patient.)
　この表現は**図2**の右側の視点である。ここでは，自分の評価を「病気」といった指標によるフィルターにかけ，その視点から見えた状況によって全体的に「～である（I am ～）」という自己評価を行っている。すなわち，問題性の有無からの「問題者である」という判断である。

2) 私はうつ病を持っている。(I have a depression.)

14　第1部　ウェルビーイングの目覚め

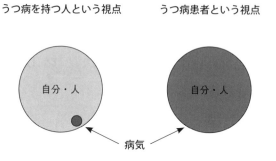

図2　「病気になった人」の捉え方

　この表現は**図2**の左側の視点である。ここでは，うつ病は自分の一部であり，他にも自分は「多くの要素を持っている（I have ～）」ことを示す。例えば，高血圧や喫煙といったネガティブな医療視点以外にも，仕事や家族，趣味，好きな食べ物，才能，強みなど限りなくある。

　ここで重要なのは，右側の視点で見ていると，問題性のベールで全体を覆い隠され，自分の持っている強みや才能，楽しい面などのウェルビーイングな要素に気づかなくなっていることである（**図3**）。特に，常にこうした視点で自己評価していると，問題点や欠点の追求に終始し，自責的となり，「自分はだめな人間だ」といった自己否定に至る。このことがうつ病のリカバリーや再燃へのレジリエンスの妨げになっていく。左側の視点に気づくことで，自己の持つ強みや才能を伸ばすことが重視され，成長していくことにも気づくようになる。こうしたウェルビーイング思考の過程の中で，自分の持つ他のウェルビーイングな要素にも徐々に目が向けられ，自分の人生において元来抱えていた問題点や欠点に対するネガティブな捉え方も相対的に小さくなっていく。

医療者のフィルター視点

　医療者が患者さんに対して右側の視点で捉えることが多いのは当然とも

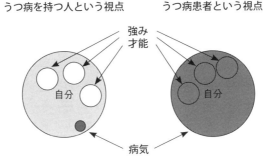

図3 「病気になった人」の捉え方

言える。それは医療者が自分の培ってきた医療に関する知識，経験，技法などをもって，患者さんに対する医療的判断を的確に行うことが「医療」だからである。ここでは専門的な医療フィルターを通して患者さんを見ることで，病状，検査結果などを把握し，病気の診断・治療へと方向性を開く。特に，初診で訪れた患者さんでは，訴えの背後にある隠れた症状や対人関係，経過の中での埋もれた状況など，多くの問題点を見落とさないようにネガティブな要素を注意深く探し出すことを行う。精神医療においてこうした患者さんの持つ問題点の洗い出しは非常に重要な手法である。しかし，こうした患者さんに対する見方を仕事の中で常に行っていると，日常生活の中での物の見方が偏ることを，時々意識する必要がある。診察以外での患者さんとのふれあいの中でも，医療フィルターを通して見て，その場の患者さんとの関わりを解釈していることが多い。前章で述べた症例はまさにそのことに気づかせてくれたのである。

　私もAさんの症例（**事例1**）を機に，精神科医療の中で視点が大きく変わったと自覚していた。患者さんを，全人的視点からかなり広く見ることができるようになったのである。しかし，精神科外来を続けていると，短い時間の中で的確な医療判断を行おうと意識しているうちに，偏った視点（右側の視点）に再び戻ってしまうことがある。はっと思った一例を紹介したい。

不眠を主訴に薬を求めて来院した若い女性である。(**事例2**)

　　服装，化粧，そして初めて対面した時の姿勢，言葉遣いから，夜の仕事の女性に違いないと瞬時に判断した。病院にはそぐわない派手な格好だ。自分の不眠状況に対する見方もかなりさばけていて，「夜の仕事が続いて忙しい。仕方ないねん。先生，よく眠れる薬ちょうだい」と，はっきり言う。市販薬もいろいろ試したが眠れないので来院したと言う。実は，彼女の後ろにヤンキー風の男がついてきている。金髪でキザっぽいヘアスタイル，服装はいかにもヤンキー調である。足を組んでのけぞるように座り，スマホをいじっている。診察室の中での態度としては横柄極まりない。「彼女のヒモか」と，横目で見ながら診察を行う。睡眠薬の希望だし，早く切り上げようと思い，2週分の処方をして診察終了とした。

　2週間後，女性が薬を求めて再び来院した。例のヒモ風のヤンキー男が後ろに座り，初回と同様に横柄な態度である。眠剤処方で診察を終えようと思っていたが，彼女は家の事情を話し始めた。

　　彼女は2人同胞で兄がいる。両親は幼少時に死去し，祖父母宅で育った。高校卒業後，短大に行きたかったが，その時期に祖父が急に亡くなって，経済的な事情から大学進学を諦め，アルバイトに出るようになった。数年後から祖母の状態が徐々におかしくなった。夜間眠れず，訳のわからないことを言うようになり，病院受診。認知症の診断で通院が始まった。その頃はまだ彼女が病院に付き添っていたが，祖母は転倒後に一時入院。その後，1人歩行が難しくなり，引きこもりの生活が増えていった。経済的にも厳しくなり，彼女は夜の仕事に出るようになり，仕事時間もかなり増えていったと言う。当時，兄は定職につかず，職を転々としていたが，祖母に介護がかなり必要になってからは，兄が中心になって祖母の面倒を見るようになった。病院の付き添いだけでなく，食事や排便，入浴などの介助である。

私の方から、「それは、家族思いのお兄さんですね。今日もお兄さんは自宅でおばあさんの面倒を見ておられるのですか？」と聞くと、「お兄ちゃんは、私を送ってくれるんです」と言う。「病院の外で待っておられるんですか？」と聞くと、彼女は呆れた表情を見せ、指で後ろを指した。後ろで横柄な態度でスマホをいじっていたヤンキー風の男性が彼女の兄だったのである。ということは、初診の時のあの男性も彼女の兄だったということか。彼は妹のことが心配で、車で病院に送り、診察にも付き添っていたのである。その時点で、自分の偏った視点に気づくことになる。そうした偏った視点を持たないことに自負心すら抱いていた自分が全面否定され、自責感に陥りかけた。しかし、彼女もヤンキー風兄ちゃんも、診察医の誤解の状況を察したのか、ケラケラと笑い出した。彼女は「兄ちゃんの格好が悪いんやー。あほー」と手を叩いておどけ出した。そうした彼女たちのちゃらけた態度に、まさに救ってもらった感であった。この陽気な気持ちこそが彼らの持つ強みだと気づかせてくれたのである。そして、その強みがさらに家族思いの気持ちを盛り立てたに違いない。

私が行った最初のポジティブ手法
ありがとう＆よかった日記

　私が外来の精神療法でウェルビーイング視点を取り入れたのは、前章で紹介した統合失調症患者さんとの別れによって、全人的医療の視点の重要性を意識し始めたからである。当時、「疾患があるのではなく、病人がいるだけだ」というルソーの言葉から、医療において全人的治療の考えが出ていたことは前述した。そして、その頃私は精神医療にこそ、この全人的治療が適していると思ったのである。完治せず、慢性化することが多くみられた精神疾患では、疾患の根治よりむしろ疾患との共存による患者の人生の見直しが求められることを善しとした。ここで求めたのはあるがままという概念で、森田療法に当時自分が興味を持っていたことも伏線にある。

あるがままについては，その後マインドフルネスという言葉として第3世代の認知行動療法の手法としても着眼されるようになった。当時私は，まだマインドフルネスという言葉も，ましてやウェルビーイングと言う言葉さえ知らなかった。ただ，実際の診療の中で，つらいことや困っていることをただひたすら聞き出すよりも，少しでも良いことはなかったかを聞くことも，臨床的に役立つのではないかと考えていた。そこで，カルテには訴えや症状，困ったことを書く以外に，良かったこともあれば書いていた。その際，経験的に感じていたのは，患者さんが良かったことを具体的に話す際の表情が普段より柔らかく見えていたことである。さらには，そうした良かったことを聞き出した当方に，「ありがとうございます」という言葉を返した時の表情がとても良く，「ありがとう」という気持ちを持つことが臨床的に使えるかもしれないと感じたのである。

その際の参考になったのは，患者さんが診察時に自分たちの訴えたい内容を伝えるためのメモ書きである。前回の診察以降どんなことがあったかについてメモしてくる人が何人かいる。どうしてメモ書きしてくるのかといえば，皮肉にも外来における患者数が多く，診療枠の中で十分時間をかけてゆったりと話を聞くことが全くできないからである。そのため，主治医の短い診察時間内に要点を伝えようと患者さん側が行っているのだ。メモしてきたことを話し終えた際の患者さんの表情には安堵感がある。今で言うなら，アジェンダ設定を患者側が自身で行い，セラピストに話すことで自己肯定する手法に近い。こうした状況でふと気づいたのが，患者さんの日常生活の中で「ありがとう」と思った具体的な事柄についてのメモ書きを提示してもらうことも，1つのツールとして使えないかということである。

このツールを実行してくれた症例は当時も何例かあるが，その中で患者さん側から積極的にツールの改良を重ね，明らかに臨床効果があると実感させてくれた症例を紹介したい。

60 代の女性である。(**事例 3**)

　彼女が精神科に来ることになったのは，子宮がんで全摘手術を受け，その後化学療法を受けているうちに，徐々にうつ状態となり，希死念慮が強くなってきたからであった。当時，化学療法の副作用から，頭髪はすべて抜け，食事も喉を通らず，患部の痛みも伴うような毎日であり，彼女は生きる希望を失い，ひたすら死を求める日々を送っていた。精神科の初診は，自殺企図があり，家族が驚いて婦人科に相談したため，精神科紹介となった。初診時は，「死なせてください」という言葉しか聞かれなかった。その後しばらくは，抗うつ薬や睡眠薬による薬物療法を行っていたが，希死念慮が消えることはなく，すべてに対して否定的になっていた。面談もがんのつらさへの共感傾聴が中心で，生活リズムの調整を指示するぐらいであった。半年程経つと睡眠と食事がしっかりとれるようになったが，希死念慮やネガティブ思考は変わらなかった。その頃，彼女は自分のつらい状況をメモ書きしてきていたこともあり，私から，自分にあった良かったことや，「ありがとう」と思えたことについてもメモ書きするように求めた。しかし，答えは否定的で，良かったことやありがとうということを書いてきたところで何の意味もないと，冷たく否定された。

　その後の面談でもつらい状況のメモ書きは続いた。その状況が大きく変わったのは，彼女の 1 つの体験からである。それは，彼女がバスに乗った時のことである。空席がなくて立っていると，彼女の孫世代に当たる 1 人の高校生の男子から席を譲られた。その際，嬉しくなり，「ありがとう」と気軽に言葉が出たと言う。その状況を面談で話している時の彼女には笑顔が出ていた。そこで私も同じような感謝の気持ちをメモに書いてくるように勧めた。その後，彼女はノートにありがとうの気持ちを書いて提示するようになった。さらに，記録の仕方が出来事の断片にとどまらず，日にちごとに記録されるような日

記形式になっていった。この頃，面談時につらい状況についてのメモ書きもされていたが，内容は初期の頃とほとんど変わらなかった。一方，ありがとうの記録が続くうちに，以前私が勧めていた良かったことについてのコメントが含まれるようになっていった。

　こうして，ありがとうと良かったことが日記形式で記録され，面談時に提示されるようになり，日常生活での自分の体験などが肯定的にみなされることが増え，面談時にもネガティブな話題が相対的に減少していった。さらには，人との関わりを持つことで，毎日必ず，誰かに感謝の念を抱くことや，対面した人を褒めることといった視点を勧めると，彼女は性格の真面目さから真摯に取り組むようになった。

　3カ月も経つと，状態は大きく変わり，彼女は町内にあるコミュニケーションの会に積極的に参加するようになった。面談でも希死念慮は見られず，「最近はこんなことを始めました」とか，「こんな人たちとお話ししてきて，とても楽しかった」とか，自分で決定し実行することから満足を味わえたことを話せるようになったのである。その後も町内での行事に積極的に参加し，太極拳を始めるようになると，面談内容はほとんどウェルビーイングな内容となり，自分の抱える問題点については全く聞かれなくなった。

　こうして，1年も経った頃である。珍しく，彼女の口から産婦人科治療についての話題が出たのである。産婦人科では，一定期間の化学療法が終了した後は，検査が時々行われる以外は，ずっと様子見となっていたという。それも最初は，がんがさほど進行せず様子見となっていたが，最近はかなり縮小しているとのことであった。そのことをとても嬉しそうに話し，今後もコミュニケーションをますます広げて毎日を楽しみたいと言った。その後，精神的にはうつ病は寛解しており，薬物治療は終了となった。

　そして，3年程経過し，彼女の口から「先生，がんが消えました」という喜びの言葉となったのである。今では，精神科には通院してい

ないが，私の企画する健康学習会のセミナー（Café Liens）に時々顔を出してくれている。

　この症例に用いた手法は，後に自分がポジティブ手法として位置づけたもので，その臨床的効果を自分も確信した。そして，ありがとう＆よかったこと日記として，外来での患者に対してその取り組みを時々勧めることとなった。ありがとうの記載のみではなく，良かったことも記録することを勧めたのは，ありがとうの記録をつけていると，患者側から自然に良かったことも追記する流れが見られたためで，第 2 部で解説するように，感謝ワークの継続からウェルビーイング思考に発展する効果を示している。特に，毎日記録を継続することは，ありがとうや良かったことへの気づきへのハードルが下がり，取り組みを始める前には「ありがとう」や「良かった」という意味づけが全く感じ得なかった事柄も意識することが可能になってくる。さらに，自己の記録した日記を時々振り返ることで，時間の経過とともに変容し，拡大するウェルビーイング視点にも気づき，その成長を自覚できるようになるのである。

　日々の生活の中で，自分の抱える問題や，家族・友人・同僚などに関わる問題，自分の置かれた環境・社会の問題，さらに日本や世界に生じるさまざまな問題など，問題点に着眼した会話ばかりが行われていると，自分の過去のつらい体験が想起されたり，現状や将来への不安が高まることによって，せっかく体験している楽しいことへの評価が自分の中で相対的に低くなる。一方，日常生活の中で体験できた楽しいことを会話の中心にすると，場の雰囲気は楽しくなり，楽観的な見方やモチベーションが高まり，自分の抱える問題点が相対的に小さくなる。これを図に示すと**図 4** のようになる。問題点に視点を置くコミュニケーションは相対的に問題点を拡大させるが，ウェルビーイングに視点を置くコミュニケーションは相対的に問題点を縮小させる。その結果，コミュニケーションの楽しい部分が実感されるようになるのである。

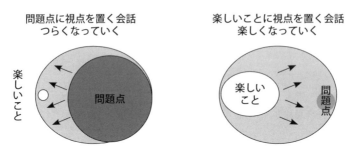

図4　コミュニケーション意識から見た抱える問題点の捉え方

パソジェネシス＆サリュートジェネシス

これまでの医学の基本的視点については第1章で取り上げた。いわゆる病理学的視点であり，パソジェネシス（pathogenesis）という。一方，最近の健康論で出てきたのがサリュートジェネシス（salutogenesis）である。

表1に示すように，パソジェネシスの視点では，患者の疾患の状態について，その原因をひたすら追究することであり，なぜ病気になったのかという視点で患者を見る。ここでは病気になる前の状態に戻すことが目標であり，病気を引き起こすさまざまな原因を探り，一つひとつ解決の方向に持っていく。これこそ元来の医学の基本であり，この基本方針に沿って医学も発展してきた。さらに今後もますます病気の原因に関連する新しい事実が解明され，新しい発展が期待されるであろう。この考え方は，物事に対する基本的対処法として多くの分野でも取り上げられるPOS（Problems Oriented System）という方針である。生じた問題への対処法であるとともに，問題を起こさないようにするリスクマネジメント手法でもある。行政を始めとする多くの管理部門でこの手法が取り入れられている。POSは管理する側の視点において，問題を最小限にすることにつながり，効率性は高い。しかし，管理される側の視点に立つとチャレンジ性に欠け，モチベーションも上がりにくい。実際，医療においても原因は追究すればするほどさらに湧き出てくるのであり，原因追究が永久に繰り返

表1　パソジェネシスとサリュートジェネシス

パソジェネシス pathogenesis	サリュートジェネシス salutogenesis （Aaron Antonovsky, Israel）
・病因追究論 ・なぜ，病気になったのか ・問題解決思考 　原因の除去 　（POS：Problem Oriented System）	・健康生成論 ・どうしたら，健康になれるか ・人生への資源（リソース）の活用 　（WOS：Wellness Oriented System）

されるだろう。

　一方，サリュートジェネシスの視点は，現状態を向上させる手法について，原因追究から求めるのではなく，周囲との関係性の中でより良い状態を求めるという見方である。この考え方は，ユダヤ系の医療社会学者アーロン・アントノフスキー（Aaron Antonovsky, 1923-1994）が提唱した健康生成論から発している。彼は，健康維持は人間にとって非常にダイナミックなものであり，健康生成は個人的な到達点ではなく社会との関係の中で生まれるとした。ここではなぜ病気になるのかではなく，どのようにすれば健康になれるかという考え方に基づく。そして，個人の居る環境との関わりにおいて，個人の健康，そして人生につながるさまざまな資源（リソース）の活用を求めるのである。これはいわゆるWOS（Wellness Oriented System）という対処方針であり，管理手法としてもリスクマネジメント手法と組み合わせて取り入れられ，多くの分野で功を奏している。これは良い点を伸ばすことに通ずるからであり，リスクマネジメント手法のデメリットを補い，チャレンジ性やモチベーションの向上につながるためと言える。ウェルビーイング思考は，このサリュートジェネシスの視点が基本となっている。

　次に，最近の日本の若者に見られるメンタルヘルス状況を例に，ウェルビーイング思考がどのように使えるのか見てみたい。

最近の若者は本当に元気がないのか？

「最近の若者は元気がない」という。この言葉は，これまでの長い人類の歴史の変遷において，いつの時代にも聞かれる言葉であろう。親の世代から子どもを振り返ると，かつての自分たちの生き様に比して，最近の子どもたちがあらゆる側面から物足りないように映るからである。これは，成熟した親の世代と未成熟な子どもの世代を一つの物差しで評価することで生じる主観的感情であることを，まず意に留めておかねばならない。

しかしそうは言うものの，最近になって若者の未熟さがメンタルヘルスの特徴として指摘され，社会問題としても取り上げられるようになってきた。具体的にはどのような点において未熟で，それがなぜ社会問題になっているのか？

私も診療所を窓口に大学内で多くの学生と面談を長年行っている。そこでは問題を抱えて相談に来る学生を多く見ているので，バイアスが当然かかるのだが，パソジェネシス的視点からの最近の大学生の傾向を見てみると，次のような特徴が認められる。

周囲を常に気にしており，他者の集まりから自分が目立つことを恐れる。行動や言動が自己中心的になることが多い。これまでに叱られ慣れておらず，ちょっと注意されただけで全人格否定のような否定的認知となる。対面会話を基本とするコミュニケーションが苦手で，携帯やメールによる情報伝達に偏る。ゲーム環境のような仮想空間での満足感を求め，現実空間には不安が多い。自分のおかれた状況において，勝ち負けや all or nothing のこだわりが多く，中間妥協点の認知に弱い。他者が自分と異なる考えや意図を持つことに気づきにくく，他者からの言葉に傷つきやすい。他者からの評価に敏感であり，経過より結果を求めやすい。面倒な取り組みから逃げ，失敗を恐れ，他者からの非難を避ける。自分の考えで実行することに戸惑いがあり，他者からの指示待ちとなることが多い。

このような大学生の具体的印象を見ると，かなりの問題が背景にありそ

うである。まとめると次の5つのメンタルヘルス傾向に要約されるだろう。
1) 孤独感への過剰な心配と不安
2) 他者との同一性を求め，自尊心や自己肯定性が未熟となる
3) 人間関係が希薄で，コミュニケーション力が低い
4) 危険を避け，リスクマネジメント（ネガティブ）志向
5) 自主性・好奇心に乏しく，チャレンジ精神が低い

こうした最近の若者のメンタルヘルス状況について，その原因を探ると枚挙にいとまがないだろう。原因が湧き出てくるように思えるのは，仮想される理想水準と現実とのギャップから生じる不満への主観的感情に左右されていることが大きいためで，パソジェネシスでは，社会でのあらゆる状況が不具合の原因として問題視されていくことを心に留めておかねばならない。

最近の若者のメンタルヘルスの傾向を形作った原因として，各種分野の識者が共通して指摘しているものに，次の5つの要因がある。

1) 地域コミュニケーションの崩壊

かつてよく見られた子ども社会でのヒエラルキー構造が崩れたことである。例えば，ガキ大将がいじめられた幼児を守るとか，近所のお年寄りが悪さを叱るといった，縦構造の集団がなくなり，代わりに，平等性からなる単純な共通項を持つ集団となった。すると同一性が求められるようになり，異端者は排除され，いじめの対象になりやすい。さらに，社会慣習や常識・倫理の伝承も希薄となる。また，公園などの遊び空間・時間の減少から集団としての遊びが減少し，体を張った喧嘩も減る。こうした状況から，コミュニケーション力や妥協点の認知力，思いやり，チャレンジ精神などが低下していく。

2) 家庭内での役割分担崩壊

大家族から核家族になってから既にかなり経つが，家庭内での役割分担

が崩れた影響が大きい。親としての役割，姉や兄の役割など家庭内でも縦構造は子どもの成長のために必要である。それが崩壊し，平等になると，叱ることや躾が曖昧になる。そして，相互依存性が強まると過保護になり，その結果，過干渉や据え膳対処，さらに言語性を中心とした児童虐待にもなる。このことは幼児・児童期におけるアイデンティティ成長の阻害となる。

3) 情報化社会の急速変化

ネット社会へと急変化を遂げてきたことから，情報の氾濫と未消化が目立つ状況にある。そのような状況下では，的確な情報が見つけられず，情報の信用性も低下してくる。また，ゲームによる仮想空間での勝ち負けの体験が増え，状況に対する結果重視志向となり，気軽なリセット概念も生じ，忍耐力の低下につながる。

4) 生活習慣の乱れ

生活リズムの乱れから昼夜逆転となる。そこでも不自由にならない社会環境となっている。例えば，コンビニの24時間営業により物が気軽に入手可能となり，欲求充足を最優先とした忍耐力の低下につながる。摂食障害の増加の一因でもある。学習塾やゲーム，ネットの影響で夜間の過覚醒の増大となる一方で，日中の活動性が低下する。

5) 親の養育態度の変化

親の養育態度として，子どもにグローバルな人間力を身につけさせるより，競争社会に打ち勝つ子を育てるという認識の優先順位が高い。このことが自分の子どもしか見えず，身勝手で自己中心的な親の姿勢として現れてくる。特に，モンスターペアレントはその象徴である。

以上の5つの要因から子ども時期において自立といったアイデンティ

ティ確立に時間がかかり，自立できないまま大学に入学するケースが増えている。多くの若者は，ストレス脆弱性，過緊張，ネガティブ志向，自尊心・自己肯定感未熟といったメンタル傾向を抱えており，状況変化に打たれ弱く，うつ状態となりやすい。最近，特に目立つのは，回避的行動化による引きこもり現象である。

　このようにパソジェネシス視点から原因，問題点を追及し始めると容易に列挙され，さらにはその原因のまた原因と，限りなく浮かび上がる。1つの原因には複数の要因が関連するという現象も起こり，社会のすべての状況が問題となってくる。こうした中で，果たして，これらの原因・問題点をすべて解決することは可能であろうか？　確かに，さまざまな問題解決はこれまで通り，各分野の専門家が解決策を切り開かねばならない。しかし，それらの解決策を個人として受け身の姿勢で待っていては，いつまでたっても進まない。

　ここで求められるのが，前章でも解説したサリュートジェネシス視点を用いたウェルビーイング思考である。まず，原点から見直す必要がある。どうしたらこうした多くの問題を抱えた若者に対して，状況の打開が見込めるのかである。

若者をウェルビーイング視点で見ると？

　そこで現在の若者に感じる彼らの良い点を取り上げてみたい。ここで言う若者の良い点とは，過去の若者と比べて現代の若者のどこが良いのかという視点評価ではないことをまず心得ておかねばならない。現代社会の中で彼らがいかにうまく適応できているかという，まさにサリュートジェネシス視点である。

　まずは，情報化社会への適応である。生まれたときからインターネットが整備され，小学生の頃からスマホを持ち歩くことも可能な環境での成長

である。情報量が四半世紀前に比して著しく増え，さらにその情報元も多様化し，さまざまな媒体によってアクセスが可能になった。媒体の中心はインターネットであるが，発信源はマスメディアなどの専門業者に限定されず，FacebookやTwitter，Instagramなど一般人からの自由な発信も行われている。さらにそこでは，相互の情報発信，すなわち情報交換が積極的になされている。彼らの親の世代では，わからないことや興味があることを識者に聞いたり，図書館で調べたりするのが一般的で，情報を得るのに時間がかかった。それが今では瞬時にネット検索によって得ることができる。さらにその情報に関して，辞典や図鑑といったレベルから動画，個人意見などまで，幅広い関連情報が得られる。こうした情報化社会で日々を過ごすことから，情報に対して絶対的信用を常に求めるといった姿勢は低くなる。そこには目の前に飛び交う情報への価値評価そのものが絶対性から便宜性に変わってきているのである。例えば，音楽の嗜好性も同様で，「この曲はいい音楽である」といったオールマイティーな解釈より，「今聞くのにこのメロディーがいい」という感覚でダウンロードするようになっている。このことは，現時点での自分の特性に適した環境づくりを自分で作ることができることを示している。

　相互の情報発信では，SNS（ソーシャル・ネットワーキング・サービス）の環境が整ってきている。そして，自分の置かれた環境の発信（入った店や食事の画像による紹介など）や自分が求める環境の検索など，かつてのマスメディアによる情報とは独立した情報網が充実してきている。これによって最近見られるのが，若者の食を中心とした健康意識の向上である。四半世紀前の若者には，健康意識に疎いことや生活状況の不真面目さに，ある種の美意識（かっこよさ）が根づいていた。物質依存や摂食障害の増加にはこの背景もあるだろう。それが最近では，健康意識を持つことに優位性が生まれ，社会的にも認められるようになった。性格的にもかつての不真面目さの優位性は崩れ，真面目さを肯定するようにもなっている。長髪は消え，スッキリとした身だしなみを求める学生の服装にその現れがあ

ると思う。

　こうした情報化の流れによって若者に出てきたのが，多様性（ダイバーシティ）の見方である。情報量が増え，その情報の価値観も幅が広くなって来たことから，自分たちの生活する環境にあるさまざまなものへの価値観もかつての絶対評価は崩れ，さまざまな物差しによる価値評価もされるようになってきた。生存社会のボーダレス化と多文化共生を求めて，マイノリティ評価が積極的に認められるようになったことがそれを示す。その一番の例は，性別の区分である。男と女以外に，LGBT といった中間層が生じ，その評価も障害者という評価から正常範疇にシフトしてきた。LGBT から SOGI（Sexual Orientation & Gender Identity）への解釈の変化もこの現れで，彼らに社会における役割分担を求めるインクルージョンの動きにもつながっている。おそらく，この動きは現在増加の一途を示す発達障害者への社会的受け入れにつながるであろう。

　若者に見られる多様的な評価は，お金や物への価値観にも及び，上昇意欲が低下傾向であることが窺える。かつてのように，高級車に乗り，高級な衣食住な生活を送ることによって幸せ感が得られるといった解釈はなくなり，自分の特性に相応な生活に満足する方向性がある。その背景にはインターネット情報が無料でいつでも得られるという環境がある。さらに，状況によって取得したい物があれば，ネットを介して格安に取得もできる。レクリエーションの代表でもあるゲーム，さらには生活必需品になったスマホで活用するアプリまで，ほとんどが無料で手に入る。こうした生活環境で過ごすことによって，お金の価値観にまで影響を及ぼし，高給取りへの憧れは消え，無理せず，レジャーを楽しみ，程々の日常生活を送るといったことに満足感を求めるようになるのである。このことは一見すると，かつての上昇志向が消え，さまざまな取り組みへのモチベーションが低下したようにも見えるが，むしろウェルビーイング志向性が高まったからといえるだろう。持続可能性といった概念が生まれているが，将来の世代の経済的・社会的利益を損なうことなく，現在の世代の要求を満たす社会を作

ることが，今では求められていることが基本にあるだろう。
　このように最近の若者について，サリュートジェネシス視点から彼らの良い点を見ていくと，変貌していく情報化社会の環境に彼らが適応し，価値観や人生観をも多様化させていることがわかる。従来の価値観や人生観による視点から見ると抱える問題が限りなくあるといった状況も，サリュートジェネシス視点によるウェルビーイング思考で捉えると，状況は異なることがわかるだろう。

第3章 健康とは何か ウェルビーイング視点から

健康概念について

　最近では，健康に関する話題がマスメディアに満ちあふれている。そうした中で，「健康とは何？」という最も単純な質問について考えたことがあるだろうか。「病気でないことに決まっている。そんな当たり前なことを聞かないでください」と言う人や，「健康という概念は多視点から見て，社会生活を正常に営むことのできる状態である」と概念論をぶちまける人，「そんなことよくわかんないけど，元気に暮らせることかな」など，その人の思いつきからさまざまなレベルの視点による健康論が出てくるだろう。

　健康を考えると，まず意識されるのが「病気」である。病気でないことが健康という考えがある。しかし，この「病気」と「健康」の反対語定義では現実問題として議論が成立しなくなる。例えば，60歳以上の人を見てみよう。がんや脳血管障害，心筋梗塞，認知症という重篤な病気の人から，胃炎，便秘症，高血圧，糖尿病，高脂血症といった病名の人まで，何らかの疾患を抱えた人はかなりいるだろう。さらに，腰痛や膝関節痛，不眠，頭痛，アレルギー鼻炎などまで含めるとかなりの数になる。そして，虫歯や入れ歯，老眼までに広げると一体どれだけの人が病気ではない状態として残るであろうか。健康とは病気ではないことと定義すると，年をとるとみな健康ではないことになる。

　ここで，1つの疑問が生じる。病気を広く捉えすぎるからだと。病気の概念を広くしたから増えたに過ぎないという意見である。それでは，どこ

までが病気で，どこからが病気ではないのであろうか．入れ歯，老眼などは老化であって病気ではないとか，ある程度の腰痛や不眠，認知症なども老化であるといった意見もある．

　こうなると，老化と病気の違いとは何かということになる．老化は年齢相応の機能低下であり，機能低下が年齢不相応に異常に起きているのが病気だという定義もある．でもそうなると，どこまでが年齢相応の機能低下で，どこからが異常な機能低下であるのか新たな疑問が出てくる．また，一般年齢でも，人体の機能が正常でない，異常な状態が病気だという定義がある．つまり，正常と異常の違いとは何かといった話になるのである．

　正常と異常の違いは，一元的に評価できない．評価基準（物差し）による判断で「異常」と規定されるのだが，評価基準が多様化すると判断も多様化する．多様性が一般化し，包含していくことが求められる現代社会では，評価基準はますます多彩になり，「異常」そのものが曖昧となる．

　「異常」についての概念論を取り上げると哲学論にはまる．そこで，概念論からちょっと離れてみたい．普段の日常生活の中で感じていた「健康」というイメージに戻ってみたい．健康にとって大切なことを考えると，やはり病気でないことが思い浮かぶ．これは確かに重要であり，そのためには健診をしっかり受けることが大切で，軽い症状が出てもすぐ病院に相談することが大切である．他に，バランスの取れた食生活や睡眠といった安定した生活リズム，適度な運動やストレス発散も必要であるという意見もある．

　私が医療者，特に医師を対象とした講演，例えば産業医講習会などで同じテーマの質問をすると，こうした医学的な模範解答が大半を占める．

　一方，一般学生に同じテーマの質問をすると，全く異なった回答が返ってくる．それは，友達といい人間関係を保つことや，人生に何かやりがいを持つこと，こころのゆとりがいることや，毎日が楽しいことなどが健康に不可欠なものとして挙げられるのである．

　この回答の違いは何か．医学的な視点で見ているのか，医学的束縛から

離れ，よりよい人生を生きる視点で健康を考えているかの違いであろう。健康という言葉を医学的視点で見ると，病気の予防論に結びつく。しかし，そうした医学的な枠を外して，人生的視野で見るともっと広い別の要素が見えてくる。

そこで原点に戻り，健康にとって何が大切であるかを，一般論ではなく，自分個人の視点で見てみたい。今の自分にとって健康に必要なものとして，どのようなことがあるか。取り上げたことを重要な順番で並べてみると面白いことが見えてくる。

健康に必要なものを自分にとって重要な順番で並べると，各人各様であることがわかる。最も重要なのは健診結果であるという人から，食事と運動，生活リズム，ストレス対処，良好な人間関係，生きがい，心の余裕を重要視する人まで，各人各様である。医療者と学生の視点の違いによって回答が変わったように，今の個人がどの視点を主観的に重視しているかによって答えは異なるのである。つまり，現在の自分がどの状態であるかを意識し，今後どうなったらいいのか，生きる方向性を持つことに関連している。

ポジティブの軸とネガティブの軸のモデル

健康の評価として，ポジティブ要素とネガティブ要素の2つを独立軸に分けた構成モデルで見てみたい。**図5**に示すように，ポジティブの軸では，ポジティブに関連した要素のない状態を0とし，ポジティブ要素が多い状態に向けて，+1，+2，+3，+4，+5．一方，ネガティブの軸では，ネガティブに関連した要素のない状態を0とし，多い状態に向けて，-1，-2，-3，-4，-5とする。

このモデルで見ると，ネガティブの軸の指標にはどのような具体的な要素があるか。病気を医療的な視点で見ると，症状，検査結果，服薬状況などがある。広く見ると苦渋感，生活機能，食事，栄養，睡眠，ストレスの

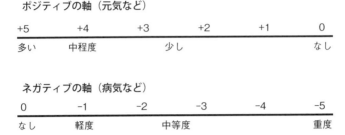

図5 ポジティブの軸とネガティブの軸

多さ，過労，家族や人間関係の負担などもある。一方，ポジティブの軸の指標にはどのような具体的な要素があるのか。すると数えきれないくらいの要素が列挙されるだろう。例えば，趣味，仕事，勉強，ボランティア，生きがい，楽しさ，仲間とのつながり，家族，こころのゆとり，人生目標，感謝，親切，元気などである。

このポジティブ要素とネガティブ要素を取り出すワークをセミナーで行うと，医療関係者に比べて一般学生の方が遥かに幅広い要素を出す。これは視点に偏りがないからである。

このように，ポジティブの軸とネガティブの軸のモデルで自分を見つめてみた場合に，今の自分はそれぞれが何点であるか。そして，総合的に足すと何点になるか。ネガティブが0でポジティブが0で，総合は0という人，ネガティブが-1でポジティブが+2で，総合は+1という人，ネガティブが-3でポジティブが+5で，総合は+2という人など，いろいろな場合があるだろう。

このように独立軸で見ると，どんな状態が健康といえるのかがわかる。ネガティブ＋ポジティブ＞0であることが，健康とするととてもわかりやすい。ネガティブの要素を持っていてもポジティブの要素が大きければ健康であるとする考え方である。

健康とは何か　事例の紹介から

　実際に，病気で通院していてもとても元気に生活している人がいるだろう。ここで事例を提示したい。

(事例 4-1)

　　10年程前から腎疾患で透析を週に3回受けている方である。会社の社長さんで，透析以外には仕事をこなしており，対外的にも付き合いが多く，塩分，アルコール量は控え目にしながら飲み会にも付き合っている。ゴルフもよく出かけているし，家族とも旅行に時々行く。透析を受けていることで臨床検査も受けているが，腎疾患以外には今のところ問題がなく，毎日楽しい生活を送っている。

(事例 4-2)

　　次に，糖尿病で足のしびれから歩行障害がみられた方である。行動範囲が以前に比べて減ったことから自宅で過ごすことが多くなったが，パソコンに興味を持ってから，facebookなどコミュニケーションの手段をどんどん広げ，友人を増やしていった。今度，facebookで知り合った家族と自分の家族で一緒に旅行に行くことになったという。

　どちらの事例でも病気を抱えつつも，それ以上の元気を持つことから日常生活を豊かにしている。こうした人たちが健康でないとは，とてもいえないだろう。反対に，病気がなくてもなかなか元気になれない場合もある。

(事例 4-3)

　　50代の男性。毎年，職場の健康診断を受け，異常なしとの結果である。生活習慣病については，グレーゾーンであるが，特に診療は指

示されていない．仕事からの帰宅は毎日10時過ぎ，朝は6時半には出社となる．ウィークデーの食事は朝から夕までほとんどが会社近辺で済ませている．休日は昼近くまで寝て，午後も自宅でTVをつけたまま横になっていることが多い．家族から買い物に誘われることも最近はないという．休日の夕食では，息子は友人と出かけ帰宅は遅く，妻と2人になるが，TVを見ながらの食事でほとんど会話はみられない．元来，無趣味で仕事一途．職場では中間管理職で人間関係もよく，業務もしっかりこなせており，職場におけるストレスチェックでも高ストレス評価にはなっていない．しかし，彼は同僚と食事をともにする際に，「毎日が楽しくない．ふと消えてしまいたい」などと漏らすことがあるという．この事例は，病気がなく，健診でも異常所見がなく，さらに高ストレスでもない．しかし，日常生活にポジティブ要素を見いだせないことから，とても健康になれない典型例と言えるだろう．

他に，病気とは別に，障害についても見てみたい．障害とは，人のさまざまな機能の一部が何らかの要因によって低下し，社会生活に支障をきたしている状態のことであるが，身体障害の人を見ると，健康な人は多くいる．足の切断によって車いす生活の中にあっても仕事やスポーツで頑張っている人は多い．社会的にも身体障害の人への受容性は高まり，環境におけるバリアフリーや職場での対応など向上してきている．パラリンピックもそうした彼らの活躍の場であり，インクルージョン概念もここで生かされている．こうした環境では，彼らにとって自らの障害というネガティブ要素より，ポジティブ要素が大きければ健康であることははっきりしているだろう．

次に，自閉スペクトラム症という発達障害の場合を見てみよう．彼らは人とのコミュニケーションが苦手で，KYという言葉に表されるように周りの雰囲気を読み取るのが苦手である．こだわりが強く，感覚刺激に過敏，

注意の偏りなどで他者とトラブルが生じたり，孤立したりする。

　しかし，感覚刺激に過敏であることから優れた絶対音感を持ち，音楽関係の仕事に就ける場合がある。また，視覚刺激の記憶に優れていることから見た状況を瞬時に書き出すことを活かした仕事や，単調な細かい作業を長時間継続する仕事など，彼らのさまざまな強みを活かした仕事に就くこともできる。

　こうした自分たちの持つ才能から社会的に活躍している方は，芸術家や研究者などに多い。マイクロソフトの会社を立ち上げたビル・ゲイツや天才的芸術家のレオナルド・ダ・ヴィンチである。自らの持つ発達障害的なネガティブ要素以上に，ポジティブ要素を伸ばしていくと，健康人として社会的活躍が可能となるのである。

　このように私の考えは，障害者について広い視点から見ることができると思っていたが，何とも全く自分も狭かったことに気づいた事例がある。

（事例5）
　　その女性は眼科疾患で，半年後にはほぼ全盲になることが眼科医から告知されていた。自分の疾患名も何年も前より知らされており，その疾患の経過によって全盲になることは事前に了解していたという。
　　最初に知った時の精神的ショックは計り知れないものであったと聞く。生涯にわたる視覚情報の永久喪失は，自らの人生の「死」を認識するような衝撃に違いなかったであろう。
　　しかし，眼科医に正式に告知されてから，彼女の自己認識が時間とともに変わっていった。そして，3カ月も経つと，誰もが想像できないほどの変容となった。患者はこんな言葉で表現したのである。眼科医もその言葉への驚きから，共に頑張ろうというすごいモチベーションを一気に奮い起こしたという。
　　その言葉とは，「目が見えなくなるなんて，何て素晴らしいことなのかしら。第2の人生が楽しめる。人の倍の生活を楽しむことがで

きるかもしれない。だって，視覚がなくなればその分，他の感覚が敏感になるから，今まで捉えることのできなかった意外な面が見えてくるかもしれない。そして，食べ物の価値や，自然の価値，人とのつながりで感じていたことも広がります。視覚で見えていた時のものの捉え方と見えなくなってからの捉え方と，全く異なった2つの側面から人生を経験することができるのよ」と言ったのである。

彼女にみられた表情が当初予想した悲壮な表情ではなく，活力あふれる表情であったことから，眼科医も信じられないほどの共感を覚え，この方に第2の人生を最大に楽しんでもらえるようにサポートしようと決心したという。

私はこの経緯を眼科医から聞いて，自分のこれまで持っていた視覚障害者への捉え方の狭さに愕然としたのである。病気としてではなく，全人的に広く見ていたつもりの自分の捉え方が，視覚障害者に対してはほとんど奏効していなかった。視覚障害者という色眼鏡でしか見ていなかったのである。このことは第1章で紹介した，ウェルビーイング視点を目覚めさせてくれた症例（**事例1**）の時と何ら違いはないではないか。

これまで私は，精神科医として，いわゆる全人的視点で患者を捉えているという誇りがあった。一人の患者を病人という医療的色眼鏡で見るのではなく，実存的な「1人の人としての存在」として見ようという姿勢である。そうすると患者の持つ疾患以外のさまざまな面が自然に見えてくる。家族や友人，仕事仲間などとの人間関係，人生に対する生きがい，日々の心のゆとり，仕事や社会的貢献，人生の楽しみなど，人それぞれには多様な存在価値がある。こうした存在価値を自覚させ，生きる喜びを見つけるように導くのが精神科医の役割だと思っていたのである。

これほど包括的に捉えていたはずの自分が気づかなかったこと，それが全盲という視覚障害の捉え方であった。先天性の場合とは異なり，後天的に全盲となった場合，これまで知覚できていた視覚情報が一切入らなくな

る。一般的に，人は自分の置かれた環境に対して視覚，聴覚，嗅覚，味覚，触覚の五感を使ってアンテナを張り巡らし，的確な情報を前頭葉で処理し，思考，情動，行動のネットワークシステムに指令を送る。その中で視覚情報の占めるウエイトは大きい。

　例えば，対人コミュニケーションにおいて，視覚情報が耳から入る情報よりも大きな影響を及ぼすと言われている。初対面の人が好イメージであるか否かは，数秒の視覚情報から判断されるわけである。こうした生きていく上で極めて重要な視覚情報が，全盲によって入らなくなったら困惑するのは当然であろう。視覚以外の他の4つの知覚で何とか辛うじて補充せざるを得ない。

　事例5では最重要であった視覚情報の消失とそれによって生じる生活支障，精神的苦痛といったネガティブ面が大きく，さまざまな状況において包括的に捉え，ポジティブ志向からアプローチするというこれまでの自分の視点が生かされず，視覚情報の喪失というネガティブ視点ばかりに陥っていた。しかし，こうしたポジティブ志向を追究していく上で壁を突き破ってくれたのが，この視覚障害を持つ女性の言葉だったのである。

　ここまで来るともう，何が言いたいのかわかってこられるであろう。人生において，病気や障害を抱えていても，健康にはなれるということ。つまり健康とは，生きている自分に充足し，毎日を楽しく暮らす。そこに幸福感を感じる自分に気づくようになる。健康であるように，幸福感を求めること，それがウェルビーイングなのである。

第4章
教育でのウェルビーイングの試み
ポジティブサイコロジー理論へ

大学でのウェルビーイングを視点にした講座開設の経緯

　大学内の診療所を窓口に多くの学生と面談を行っていると，学生の問題点ばかりが目に付く．それは問題を抱えて相談に来る学生の話を聞いているからであり当然とも言えるが，その視点から学生の全体像を判断することは，第2章でも既述したように，まさにパソジェネシス視点のバイアスをかけた評価にほかならない．しかし，大学の教育者の多くはパソジェネシス視点によって学生を評価する傾向が強い．一般人に比べて大学の教育者にパソジェネシス傾向が強いのは，彼らが研究者として大学内で実績を積み重ねている面があるだろう．研究の基本はわずかな問題点も見落とさず，解決手法を見出すことから始まる．こうした研究生活の中での日常の思考パターンがパソジェネシス視点に偏るのは致し方ない．むしろ，日常生活の中でほとんど誰も気にしていないわずかな事柄に問題を見つけ，研究成果を得ることもある．しかし，大学の研究者は学生の教育にも従事するというマルチタスクの一面をこなさなければならない．学生の教育に対して，研究者がパソジェネシス視点でいつも対処していては，学生に見られる問題点ばかりが目に付くのは仕方ないであろう．特に，教育者が自分の学生時代の状況をある意味で理想化し，その当時の自分を比較対象として現在の学生を評価していると，学生側にある問題点ばかりが列挙されるようになる．大学教育では，こうしたネガティブな考え方が日常茶飯事となるのである．

　最近の大学生には元気がなく，目的も持たず，やる気もないなどの通念

が教員側に蔓延しているのは，こうした学生に対するネガティブな見方が基底にある。私は当時，診療所を窓口に学生の相談を受けていたこともあり，学生をもっと元気にできないものかという，学生のエンハンスメント（元気づけ）を目的に新規講座の開講を企画した。講座の開設を申請した時のコンセプトを以下に示す。当時は学生の問題点を取り上げたパソジェネシス視点を切り口にしていたが，ウェルビーイング志向を伸ばすべく，ポジティブ手法を取り入れている。

講座開設時のコンセプト

　最近の学生は多くの問題を抱えている。従来の大学教育カリキュラムのままでは何ら問題解決には至らない。アイデンティティの確立をコンセプトに掲げた新たなカリキュラムが必要とされる。本来，アイデンティティは，小・中・高校教育を通して模索し，徐々に確立されるべきものであるが，現状では未熟のまま大学に入学してきている学生が多い。こうした現状をふまえると，大学の初年次教育でアイデンティティ確立につながるカリキュラムを導入することが早期に要請されよう。

　アイデンティティの確立には具体的に何が必要か。それは，自らのこころとからだについての関心を高め，自身が健康であるように自己管理する動機づけがしっかりできることである。ここでいう健康とは病気にならないことを単に意味するのではない。心身が成熟している状態のことである。

　アイデンティティ確立のためには次の7項目の達成目標が必要である。

1. ライフスタイルの見直し
　規則的な生活リズムがメンタルヘルスにとって絶対条件である。しかし，最近では生活リズムの不規則な学生が非常に多く，主に夜型の生活様式になっているため，生活リズムの昼夜逆転や，昼間の覚醒度の低下が目立つ。食事も不規則で摂取する時間，回数，内容・量などが乱れている。こうし

た学生に対して，食事・睡眠を基本に活動時間，休息時間といった1日のリズムを規則正しく送れる習慣をつけることは健康のための最低条件となる。次に，週単位，月単位，年単位の自己のライフスタイルを築けるような意識化が必要である。これによって試験，夏休み，年間行事など中・長期リズムを意識していくことが可能になる。また，女性の場合は月経リズムと関連づけることも有効である。

2. 学生としての目標設定

目標設定はアイデンティティを確立するために最も重要で，学習項目に欠かせない。目標設定をするのみでは効果は現れない。目標の達成度を自己評価することによって，充実感，達成感が生まれ，自信の形成につながり，次の目標設定への動機づけとなる。こうしたステップアップ方式によってアイデンティティ形成に至る。目標は短期（1日）や中・長期で設定することが大切であり，自己評価の習慣化も求められるため，指導の下での学習が必要となる。

3. 問題整理解決法

これは認知行動療法的アプローチを基本としたもので，自己の抱える問題が解決可能か不可能かを振り分けたり，現時点で取り組むべきか後日でよいか，解決する時期を判定したりする力を身につけることである。これによって自身の置かれた状況での対応に苦渋することが減る。問題を整理して解決する力は，従来の知識の詰め込み教育では決して育たない。さまざまな課題に対してワークショップ形式で議論を重ねさせ各自の意見をまとめさせることが必要であり，それによって自己の問題解決能力向上につなげる。

4. 自己特性認知

自分の特性がどのようなものであるかを知ることが重要である。性格は

各人各様であり，それぞれの良さ・強みを持っており，自己の良い面・強みを認識することが他者の良い面を認識することにつながる。ここではポジティブサイコロジー理論に基づいたワークやツールを用い，自己認知の転換を可能にする。

5. コミュニケーション学習

コミュニケーションもアイデンティティの確立において最も重要であり，他者に配慮した会話の継続が大いに必要とされる。一方的な自己主張はコミュニケーションとはならない。多少の意見の相違があっても共通コンセプトを築くことで和が生まれ，共感，連帯感の認識からポジティブ志向になりうる。

6. 他者との協調性

これは自己表現力とコミュニケーション力の向上によって可能となるが，コミュニケーション力を自己評価することで他者との協調性を高められるといえる。協調性を育むには，最近の学生の問題点となっている自己中心的志向や妥協性の低さの改善が求められる。コミュニケーションの中でのアサーショントレーニング（自分も相手も大切にする自己表現法）が有用である。

7. 自己再発見

自己再発見とは，自分の抱える問題を再発見することではない。本講座の学習によって培われるポジティブ思考によって，自分の持つ優れた点や人から求められる点などを自分の特性として認識し，目標設定による達成感と動機づけから「夢を持つ」という方向性を築くことが可能である。自己再発見のプロセスは，失敗を怖れず，チャレンジしていくという成熟したアイデンティティの確立につながるであろう。

講座のカリキュラムと実施方法

　以上7項目の達成目標に主眼を置いて講義を企画したが，実際の講義カリキュラムをどのように進行するかが最も重要と考えられた。それは学生側が講義カリキュラムを積極的に受け入れなければ，その効果は期待できないと考えられたからである。

　日本の大学での講義形式はトップダウン方式であり，テーマに関する専門知識について教師が説明していく形式である。この方法は，短時間でより多くの情報を提供するには優れた方法であり，学生側も提供された情報が，自分の中で既知か，未知か，曖昧であるかを反芻しながら習得するものであり，情報整理には適しているといえる。そのため，自分で興味を持ったテーマについてより詳細な情報を習得するためには，文献・教科書を読むことと同等な意義あるものと言えよう。しかし，興味・関心が芽生えていない分野や，まだ十分な知識を持っていない場合，テーマについて自己意見が曖昧な場合などでは，一方的な情報提供ではほとんど頭に残らず，講義の途中で上の空になることも稀でない。こうした場合に，テーマについての要点をかなりの効果で記憶に残すことが認められている方法が，参画型のワークショップ形式である。

　ワークショップ形式において一般的に実施されているのは，グループ内討議である。4人以上のグループにおいて，比較的大きなテーマについて時間をかけて討論される。最終的に，討論された内容についてグループの代表者がプレゼンテーションを実施する。この形式は，テーマについての各人の意見を討論によって統合するものであり，各人が自分の意見を表明するものの最終的には妥協点を認識する。この形式はコミュニケーションの中でも重要であり，最終結論と自己意見との相違点について認識し，妥協する必要性を認知できるようになる。しかし，ここでも講義や討議内容に興味・関心が芽生えていない場合などでは，しっかりとした個人意見を持って討論に加われず，グループ内の他者の討論の傍観者となりうる。そ

のため，ワークショップ形式を試みてもコミュニケーションの実践とはなりにくい。そこで私が取り入れたのが，石川雄一氏が産業医研修会で当時行っていた参画型のワークショップ形式である。

参画型のワークショップ形式とは，必ず2人のペアによる会話（face-to-face）の中で，テーマごとに意見交換を行うものである。テーマは具体的なテーマに細分され，司会者によって提唱された問題について，ペア相手の意見を聞き，自分の意見を言うというコミュニケーションが反復される。そこでは，自分の頭の中でテーマのポイントを何度も要約し，その解釈を相手に伝える。また，2人の会話は常にどちらかが情報発信をしていなければ，すぐに無言の時間となる。そのため，会話を継続するには，常に相手の発する情報の中に自己との共通項目や興味・関心のある項目を探索していくことになる。このことを大脳活動の側面で見ると，コミュニケーションの継続によって大脳前頭野の活動性が亢進し，海馬にも情報記憶が蓄積されやすく，講義後にも内容が記憶されやすいと思われる。

この参画型のワークショップ形式では，2人ペア会話（face-to-face）を基本とし，時々テーマについての4人会話，4人グループの意見紹介も行った。さらには，2人あるいは4人での状況設定によるロールプレイ，個別の課題ワーク，アイスブレイクなど毎回多角的アプローチが行われた。現在私が，リワークにおける集団精神療法や，産業医研修会，企業や地域コミュニティのセミナー，コミュニケーションセミナー（Café Liens）などで用いているワークショップ形式は，この参画型に基づいている。

さらに開講時の講座名も，「大学生としてのアイデンティティ確立　キャンパスライフを楽しく送るコツ」と，副題を付けた。「キャンパスライフを楽しく送る」を副題の目標とするからには，学生が講義に参加する際に楽しく参加できることが大切である。こうして開講時の講義内容（シラバス）を学生側視点からぐっと楽しく親しみやすいものに嚙み砕き，さらに実践形式に切り替えたのである。

そのシラバス内容を以下に示す。

1. 自己アピールをしよう（自己アピール）
2. あなたは大学に何のために来たの？（大学での目標）
3. 仲間作りをしよう〜コミュニケーションを好きになろう（コミュニケーション）
4. 仲間作りをしよう〜私とあなたの共通点（お互いの共通点）
5. 自分の考えを正確に伝えよう（正確に伝えること）
6. マナーって必要？（マナー）
7. わくわく楽しい毎日を送ろう（感謝と笑顔）
8. わくわく楽しい毎日を送ろう（ポジティブと強み）
9. つらいときの対処法
10. 考え方を変えてみよう（発想転換）

この10セッションについて，本講座のコンセプトに掲げた7つの達成目標との関連も見てみたい。

1. 自己アピールをしよう

　ここでは自己特性認知，コミュニケーション学習，自己再発見を達成項目としている。自己紹介のパターンを経歴紹介パターンと今後やりたいことの主張パターンに分け，各パターンの相手に与えるイメージを明確にし，これまでの自分がどんなパターンで自己紹介をしていたかを振り返る。また，日常会話の内容を過去・現在・未来の3枠および，可能・不可能の2枠に整理し，2×3の6枠のうち普段どこを話すことが多く，話していて楽しくなるかについて再認する。これによって，将来に可能であることを自己紹介するのが自己アピールに適し，動機づけの強化につながることを確認する。

2. あなたは大学に何のために来たの？

　ここではライフスタイルの見直し，学生としての目標設定を達成項目とする。1日の生活リズムの重要性について自己体験を含めて話し合い，自

分の生活表をつけるワークを行う。次に，1日の短期目標の設定ワークでは，短期目標は必ず実行できる具体的課題を設定することとし，中期・長期課題は明確に区別できるように設定する。さらに課題の達成という自己評価が自信やモチベーションの向上につながることを確認する。

3. 仲間作りをしよう〜コミュニケーションを好きになろう

　ここではコミュニケーション学習，他者との協調性を達成項目とする。会話の基本についてワークと議論を行う。特に，会話をしていて気分の良くなる状況と，気分の悪くなる状況について，多くの具体例を出して比較する。また，会話の中で使われるネガティブな言葉とポジティブな言葉を整理し，各種状況でのロールプレイをグループの中で行う。

4. 仲間作りをしよう〜私とあなたの共通点

　ここではコミュニケーション学習，他者との協調性を達成項目とする。会話において相互の共通点を認識することがコミュニケーションの原点であり，まず共通点を見つけるワークを行う。また，自己と他者の認識についてジョハリの窓のモデル（自己分析フレームワークのひとつ）によって理解し，コミュニケーションを深めることが自己特性の再発見につながることを確認する。

5. 自分の考えを正確に伝えよう

　ここでは他者との協調性を達成項目とする。前回までのセッションを振り返りながら会話の基本を議論する。その中で自分の考えを正確に伝える際に，自己中心的にならないこと，妥協性の必要なことなどのアサーショントレーニングを行う。さらに各種状況でのロールプレイをグループの中で行う。

6. マナーって必要？

ここでは達成目標とは無関係ではあるが，議論の自主性を高めるために，当日に学生に対して何が興味深いテーマであるかを聞き，「マナーの必要性」との回答を得てから，マナーの必要性について議論を行った。

7. わくわく楽しい毎日を送ろう〜笑顔と感謝

自己特性認知，コミュニケーション学習，他者との協調性，自己再発見を達成項目とし，感謝ワークと笑顔を取り上げた。自然な笑顔を出す練習をグループで行う。感謝ワークでは，自分がこれまで直接感謝の言葉を伝えたことのない人を想定し，5行ほどの文でまとめ，ペアを組んだ相手に向かって読み上げるといったワークを行う。また，感謝ワークを日常生活に組み込むことが困難であっても，毎日寝る前にどんな小さなことでも感謝できることを拾いだす習慣を身につけることが有用である。

8. わくわく楽しい毎日を送ろう〜ポジティブと強み

自己特性認知，コミュニケーション学習，他者との協調性，自己再発見を達成項目とし，強み発見ワークを取り上げた。強み発見ワークでは，自分が最も楽しく打ち込めるものが何であるかを，具体的に拾いだす。また，100語の単語から自分が最も共感でき，実行できるものを選択するワークも実施する。これによって，従来は気づかなかった自分の持つ強みを発見し，動機づけの強化につながることを確認する。

9. つらいときの対処法

ここでは問題整理解決法を達成目標とする。困った状況に陥り，つらくなったときの対処法として，リラクゼーションと問題整理解決法を取り上げる。リラクゼーションとしては，ストレッチ，呼吸法，マインドフルネスを体験学習する。問題整理解決法では，現在の状況を具体的に取り上げ，可能・不可能の2枠および現在・今後の2枠，2×2の4枠で状況を整理する。そして，現在可能であることから取り組むという優先順位の設定を

習得する。さらに，健康概念についてグループで議論を行い，ネガティブの軸とポジティブの軸の2つの独立軸による健康概念について確認する。

10. 考え方を変えてみよう（発想転換）

　ここでは自己特性認知，自己再発見を達成項目とする。自己再発見では最終的に自分を好きになることが重要であるが，これには自分の良さに気づくことが条件となる。そこで，自分の強みのアピールとともに，同時に会話の相手の強み・良さにも気づき，相手を褒めることができることも必要である。ここでは相手の良さ・強みを相互に褒め合うワークを行う。

　上記10セッションを織り込んで講義を実施したが，同時にこの10セッションによる講義が学生の元気づけに有効であるかどうかについての検証も行った。

講座で有効性を認めたポジティブ手法

　受講者18名を対象に実施した。調査方法として，10セッションによる講義の開始前および終了後に，評価アンケートを実施した。評価アンケートでは，主観的幸福感，人生満足度，抑うつ感を3つの指標とした。

　講義を始めた当初は，効果がどこまであるのかわからなかった。効果を見るというより，むしろ学生の現状のネガティブ面をまともに知らされることになった。それは初回の学生の表情に笑顔がほとんどなく，無関心でやる気も見られず，2人ペアの会話でも無言となることが目立ち，楽しさなどが全く見られなかったからである。しかし，セッションを進めるうちに，彼らの表情に笑顔が増え，積極性が感じられるようになった。3回目の仲間作りのセッションからは，会話が弾み，笑い声もよく見られた。10セッションの終了時には仲間意識が向上し，一緒に食事や喫茶を共にするような講義以外でのつながりにも発展していった。どんな講義であれ，共

に時間を過ごした結果からこうした連帯感が生まれるのは不思議ではない。特に、講義枠の中で会話を交えて共に過ごしていれば、より連帯感が強まる可能性は高いであろう。

しかし、講義を終えて最も変わったことは、セッション終了後の数回の授業の中でも同様な会話が盛り上がり、彼らの日常生活の中でもここで学んだ手法を積極的に使いたいという言葉が多く聞かれたことである。そして、検証結果でも、主観的幸福感と人生満足度の向上と抑うつ感の低下が有意に見られた。対象が18名と統計学的にはさほど意味はないかもしれないが、講義終了後の授業アンケートの中ですべての参加者から「とてもよかった」「ここで学んだことを学生生活に生かしたい」など、高い評価を得られたことが最も大きい。日常生活の中で積極的に使いたいものとして挙げられた第一の手法は、会話をするうちにわくわくしてくる会話手法である。他にも、自分の強みノートをつけて自己肯定することや、感謝ワーク、短期目標設定とその達成感があり、今後の学生生活に役立つというコメントが得られた。

以上の結果から、さまざまな状況で用いることのできる具体的なポジティブ手法として、その効果が認められたのが次の手法であった。

1) 楽しい会話と笑顔
2) 短期目標設定とその達成による自己肯定評価
3) 強みに気づいて自己を肯定すること
4) 感謝ワーク

ポジティブサイコロジーによる理論的裏付け

次に、講義の中でその効果を実感した4つの具体的手法について、ポジティブサイコロジー理論との関連を見てみたい。

ポジティブサイコロジーはセリグマン（Martin E. P. Seligman）が提唱しているが、その中で具体的手法について実験心理学を用いて有効性を実

第 4 章　教育でのウェルビーイングの試み　ポジティブサイコロジー理論へ　　51

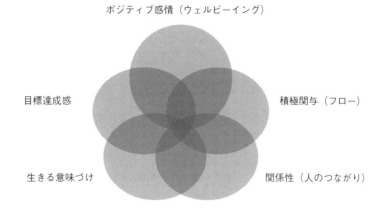

図 6　セリグマンの PERMA モデル

証している。セリグマンよるポジティブサイコロジーは，**図 6** に示すように，PERMA というウェルビーイング理論に基づいている。PERMA とは，P：Positive emotion（ポジティブ感情），E：Engagement（積極的関与，フロー），R：Relationship（関係性，人のつながり），M：Meaning（生きる意味づけ），A：Achievement（目標達成感）という 5 つの要素である。

Positive emotion（ポジティブ感情）は，ウェルビーイングの基軸となる要素で，現状態における主観的な快である。ネガティブ感情が危険を警告する感情で，それによる反応行動も危険回避的となるのに対し，ポジティブ感情は安全信号を出し，行動も拡張されるもので，進化論的にネガティブより進化した感情と言える。さらに時間的には，一瞬に得られる快感ではなく，始めから終わりまでの持続性がある感情である。具体的には，喜びや楽しみ，興味，満足感，愛情，恍惚感，心地よさ，温かさなどの気持ちで表される。ポジティブ感情を測定する調査項目では，「自分がどれくらい幸せと思うか？」という主観的評価が用いられる。

Engagement（積極的関与，フロー）は，物事に没頭状態であったことを振り返って得る主観的な快である。この積極的関与について，チクセントミハイ（Mihaly Csikszentmihalyi）がフロー理論として，そのウェルビー

イング効果について言及している．すなわち，具体的なことに一所懸命に物事に取り組むことから，その達成感や終了感，開放感などによって気分向上に至る流れである．積極的関与を測定する調査項目では，「自分は何かに取り組み，のめり込むのが好きなのか？」という主観的評価が用いられる．

Relationship（関係性，人のつながり）は，自分が孤独ではなく，誰かとのつながりの中で生きていると意識することである．人とのつながりで自分のウェルビーイングが意識される．利他主義による親切行為も，他者との関わりから生まれるウェルビーイングである．関係性を測定する調査項目では，「自分のことを心から気にかけてくれる人がいると思うか？」という評価が用いられる．

Meaning（生きる意味づけ）は，自分の生きていることへの意味や意義であり，自己価値観につながる．ここでは，正義や倫理，論理，社会的評価などからの自己評価といった客観的判断も加味される．生きる意味づけを測定する調査項目では，「自分のやっていることは有益で，価値のあることだと思うか？」という評価が用いられる．

Achievement（目標達成感）は，目標を持ち，勝ち取るという意識である．ここでは，一時的な達成によってモチベーションを高め，達成を重ねる．これによって，人生の達成感へと導く．目標達成感を測定する調査項目では，「自分は，達成感を得るための目標を持っているか？」という評価が用いられる．

これら PERMA の要素が高まることでその人の人生の Flourish（繁栄）につながるとされる．そして，健常者に対するさまざまな実験研究の中で，各要素が測定され，主観的幸福感の向上に各要素の有効性が実証されている．

また，セリグマンは臨床的にもポジティブサイコロジー療法（PPT）の効果を示している．大うつ病患者に対して，PPT 実施群と抗うつ薬による薬物療法＋精神療法実施群で比較した結果，PPT 実施群に有意に改善

効果があったという。特に，ポジティブ感情，積極的関与，生きる意味づけに関するツールがうつ病改善に有効であるとされた。

　感謝については，セリグマンの他に，ピーターソン（Christopher Peterson）もポジティブサイコロジーの中で感謝ワークの効果の持続性について言及している。感謝ワークとは，自分がこれまで感謝の言葉を直接伝えたことのない人を想定し，感謝の言葉を書き綴り，その人を訪問し，感謝の言葉を伝えるというワークである。このワークを実施後，幸福度が有意に上昇している。

　こうしたポジティブサイコロジー理論の裏付けから，私の実施した手法について見てみると，それぞれ関連を持っており，その効果の実証性についても示唆されるだろう。

　1）楽しい会話と笑顔
　　　PERMAのポジティブ感情，関係性（人のつながり）
　2）短期目標設定とその達成による自己肯定評価
　　　PERMAの積極的関与（フロー），目標達成感
　3）強みに気づいて自己を肯定すること
　　　PERMAのポジティブ感情，生きる意味づけ，目標達成感
　4）感謝ワーク
　　　感謝ワーク効果

第5章 ウェルビーイング実践プログラムの作成へ

外来診療の中でのポジティブ手法の拡大

　外来診療の中で最初に私が効果を実感して行っていたポジティブ手法は，**事例3**で示した「ありがとう＆よかった日記」である。症例によってペースは異なるものの，気分の向上と物事に取り組む動機づけ（モチベーション）の向上が徐々に見られた。

　その後，症例によって別の視点のポジティブ手法を勧めることにより，患者自らが積極的に取り組む姿勢が芽生えていった。その手法が，第4章で示した教育においてウェルビーイング向上効果が実証されたポジティブ手法である。例えば，楽しい会話と笑顔，短期目標設定とその達成による自己肯定評価，強みの気づきで自己を肯定すること，感謝ワークなどである。これらのポジティブ手法は，ポジティブサイコロジー理論からも有効性が指摘されているものである。

　次の事例は，患者自らが積極的にポジティブ手法に取り組み，当初の重度のうつ状態からウェルビーイング方向への著しい展開を自身で導いたケースである。

　症例は68歳女性。（**事例6**）

　　息子から見放されて自殺企図に至った母親である。
　生活歴：3人同胞第3子。短大を卒業し，アパレルメーカーに勤める。社内結婚後，退社。子どもは娘と息子の2人。2人とも独立し，夫と2人暮らし。性格は，几帳面，対人配慮。特に趣味はない。夫は会社

を定年退職後，写真が趣味でほぼ毎日仲間たちと外出。彼女はいつも家事をして過ごすのが日課であった。

現病歴：娘は15年前から英国に留学してほとんど戻らない。帰国は2～3年に一度である。息子は，東京で単独生活していた。彼女は，息子が結婚して京都に戻ることを期待していたが，残念ながら戻らなかった。そして既に，息子は東京で女性と同居するようになっていた。

一度，夫と息子の所へ出かけたのだが，結婚式や今後のことなど聞く耳を全く持たなかった。既に，息子は以前勤めていた会社ではなく，女性の親が経営する会社に転職しており，その会社で今後もやっていくという。結婚式も行わず，子どもを作ることに関してもその気は全くないという。その日は全くのけんか別れで地元に戻ることになった。彼女は息子のことでかなりショックを受け，夫に相談したが，「個人のことだから仕方ないだろう」と，人ごとのような受け答えであった。

翌日，夫は写真の仲間と早朝から出かけた。彼女は息子のことが頭からずっと離れず，息子の部屋にあった息子の映った家族4人の写真を見ているうちに涙があふれてきた。一体，自分は何のために生きてきたのか。その後は，元気がなくなり，食欲もなく，引きこもりがちとなった。夫からは，買物に行かないのはどうしてだと非難され，もう死んでしまいたいといった感じになった。その時たまたま近くにあった長い紐に手を出し，自殺企図。夫による119番通報後，精神科クリニックの受診となった。

クリニックでは，うつ病との診断で，最新の抗うつ薬が処方されたが，彼女は飲む気にならなかった。それは，自分の気持ちが全く理解してもらえないまま薬を処方されるだけで，生きていく気持ちになれなかったからだという。夫も彼女がほとんど食事を取らず，状態が悪化していくのを心配し，別のクリニックの私の下に相談に来ることになった。

私から夫には次のように説明した。うつ病というよりも，今の彼女が人生の中で孤立してしまい，生きて行く価値を見失ってしまったこと。そして，孤立して続くストレスをどこにも発散できていなかったこと。息子とのつながりが切られた感じに陥った際にも，夫からも突き放された気持ちになったことである。

その後の彼女の変化を見てみたい。まず，彼女のつらさへの共感を行ったが，息子が幼少時に「お母さんと一緒にいる時が一番嬉しい」といってくれた言葉が忘れられないなど，過去の話に終始した。その後，ポジティブ手法として「ありがとう&よかった日記」の導入を試みた。当初，彼女は「そんなことしても意味がない」と拒んだが，ある時たまに出くわした人に「ありがとう」と言えたのがきっかけで始めることとなった。動機づけになったのは「ありがとう」と言えた後のちょっとした爽快感だという。「ありがとう日記」をつけるという感謝ワークを始めてから，彼女にも笑顔が見られるようになり，よかったことや楽しかったことについても，日記に加えるようになってきた。

彼女の記載内容によると，バスや地下鉄など交通機関で移動している時に体験するふとしたひと時が楽しかったようであった。そこで，楽しかったことについて具体的に話を聞く中で，「どんな自分の強みから楽しくなれたのか？」と問いかけ，彼女の思考を自己再発見へと導いた。当初，強みという言葉については否定していたが，昔から旅先でいろいろな地域から来ている旅行客と話をし，自分の地域や相手の地域の情報について会話をするのが楽しかったという。それを「好奇心があって，会話好きなのが強み，というのでは？」と問うと，彼女も納得するようになった。

それから旅行に興味を持ち始めた。ツアーへの初めての参加は抵抗があったが，参加してみると楽しく，友達もできた。しかし，彼女には自由にできる小遣い銭が多くなく，週4回で5時間の清掃業のバイトを始めた。その後，バイト先の知人と食事会に時々出かけるようにもなり，バスツアーで知り合った友人や，その友人の友人など，横のつながりが増え，毎日が

楽しくなる。旅先で軽いデッサンをするようにもなった。彼女がデッサンを始めるようになったのは，彼女が自分の強みを振り返っていたとき，高校時代の美術の授業がとても楽しかったこと，友人たちからの評価も非常に高かったことを思い出したからである。

彼女は，描いたデッサンを旅行先で友人に気軽に渡して，満足感に浸ることができた。最近，喧嘩別れしてから全く連絡のなかった息子宛にデッサン付きの手紙を送ったという。そしたら，息子から「お母さんありがとう」と携帯に電話があった。そのひと時はとても幸せであり，またデッサンを描こうと思ったのである。

この症例に用いたポジティブ手法は次のとおりである。

1) 感謝ワーク（ありがとう日記をつける）
2) 毎日の良いことを取り出す（よかったこと日記をつける）
3) 生活の中での一所懸命になれる具体的なことの気づきと達成感
4) 楽しかった具体的なことの想起と記録
5) 楽しかったことからの自分の強みの気づきと記録
6) 自分の強みを活用することによる生活の中での自己肯定と成長の実感
7) モチベーションの向上による行動変容の認知

この症例は「ありがとう日記」に始まり，気分の向上とともに，モチベーションが高まり，他のポジティブ手法の活用に拡大し，うつ状態の改善とエンハンスメント（元気づけ）にまで至った。ポジティブ手法の具体的活用についても，患者と主治医で相談し，チャレンジする課題を拡大していった。

この症例のほか，うつ病患者に対するポジティブ手法の介入で得られた印象には共通点がある。それは，最初の導入時に患者側から抵抗が示されることである。よって，患者側に一度抵抗されるか，否定されただけで，この人にはこの手法は合わないというのは判断が早すぎる。信頼関係を築き，ポジティブ手法を繰り返し勧めることが肝要である。そして，ちょっ

としたきっかけから患者側から積極的に行うようになった際に導入しやすいのが「ありがとう&よかった日記」である。そのきっかけとは，患者が生活の中でのある一瞬に「ありがとう」とか，「よかった」といった感情を持ったことに自らが気づくことにほかならない。そして，患者が気づいたことを主治医側から褒めることも重要である。「気づけたのですね。よかったですね。これで病気の方も改善しますよ」と，気づけたことを褒めて自己肯定を促す。そして，現状への安心感と今後の改善への期待を膨らませることである。

次は，達成感である。これは日常生活上の行動で感じることが大切だ。目標を明確に設定してから取り組む手法で，短期目標を設定すると終了した時の達成感が次のモチベーション向上に大きく作用する。例えば，掃除やウォーキングなど，身の回りの気軽な行動への取り組みは，うつ病患者に勧めやすく，できた時の自己肯定，成功感に導きやすい。

こうしたポジティブ手法を実施する中で，最も重要なのは「楽しい」と感じる主観性である。「楽しい」という言葉が出ることが，自分の強みの気づきへと広がる。この自分の強みに気づくという課題は，うつ病患者がかなり苦手な課題である。それは，うつ病に至ったいきさつにおいて，課題や人間関係の問題を抱えた状況に自分がうまく対処できずつまずいたことから自分を否定的に見る評価が根底にあるため，低い自己評価の中ですぐに強みに気づくことは困難である。そこで必要とされるのが，自己否定評価という認知の修正である。しかし，否定的な認知を理性的な判断から修正することは難しい。ふと感じた喜びの自覚，すなわち主観的感情から自己肯定への修正を働きかけることが実践的に重要である。主観的な楽しみから，その楽しい経験を肯定できたという自己肯定につなげ，自分の強みに目を向けるようにするのである。

実は，この自分の強みの気づきへの介入手順は，一般の患者によく行われるパターンであるが，うつ病患者にはこれまで難しいとされてきた。第7章で詳細に説明するが，うつ病で休職されている人を対象にしたリワー

クプログラムでのセミナーにおいて，楽しい経験を肯定して強みに気づくのはやはり難しく，ハードルの高い課題であった．しかし，視点を変えることで強みに気づくことが一挙に増えた．それは，逆境における自分たちの良い点に気づくことである．東日本大震災を例に，日本人が乗り越えることができたのは日本人の良さがあるからで，自分たちもこの良さを持っていると気づくことで，自分の強みの気づきに至ったのである．例えば，礼節，忍耐，几帳面，思いやり，助け合い，集団性，連帯感，美意識など，非常に多くの言葉が彼らに想起されるようになった．

　これはポジティブサイコロジーでは，トラウマ後の成長（posttraumatic growth）とも呼ばれるポジティブ心理社会的要因の1つである（第9章）．逆境における自分たちの良い点を強みと気づくことで，日常生活での身の回りの状況に自分の強みが多く関わっているという視点が芽生え，「よかった」という主観感情を実感するようになるのである．

　ポジティブ手法の拡大による外来診療への応用は，うつ病患者以外にも，双極性障害，不安障害，摂食障害，強迫性障害，統合失調症，発達障害，嗜癖性障害などほぼ全分野の精神障害に対して行っている．

　外来診療の中で用いた具体的なポジティブ手法は次のとおりである．

1) 物事をウェルビーイング視点で捉えること
2) 日々の会話の中にコミュニケーションの拡大意識を持ち，相手の良い点にも気づき，指摘できること
3) ありがとう＆よかった日記のワークをつけること
4) 楽しかった具体的なことの想起と記録から自分の良いところ（強み）に気づくこと
5) 自分の強みを活用することにより，生活の中での自己肯定と成長を実感すること
6) 生活の中で一所懸命に打ち込める具体的なことに気づき，それを成し遂げた時の達成感の体験からモチベーションの向上と行動変容に気づくこと

7）人との絆を広げ，コミュケーションを拡大すること

　症例によって用いる手法は異なるが，これまでの臨床経験から少しでも有効性を感じた症例に共通していたのは，一般の精神療法とほぼ同じと思われる。主治医と患者との信頼関係ができていること，そこには患者のパーソナリティと医師のパーソナリティの相性も大きく影響する。そして，患者が状態改善の意欲，期待を持っていることも大切だ。精神疾患のカテゴリーの相違よりも，こうした患者側の要因によって，ポジティブ手法に反応し，状態の改善につながると考えられる。

　さらに，ポジティブ手法が精神疾患に限定されないことも大きな武器でもある。教育の現場で一般学生に試みたことから，ポジティブ手法が具体的に広がったが，それらが健常者をさらに元気づけること（エンハンスメント）やグレーゾーンにあるメンタル不調者にも有効な手法であることが予想された。そこで，次に行ったのが一般人を対象にしたセミナーの開催である。

個人療法からグループ療法への応用

　当初，大学の保健管理センターの職務に就いていたこともあり，健康管理に関するセミナーを，一般人を対象に行うことがあった。そのセミナーは，病気の予防について，睡眠や食事のバランス，ストレスの軽減など健康増進に関する話題を中心に行っていた。最初の頃は情報提供を中心に行うトップダウン方式で，講師が前に立ちスライドによって病気の説明や予防のために心がけることを説明するものであった。当時の状況を思い出すと，聴衆側にセミナーのテーマについての関心があったとしても，どこまで理解されているのかその状況を講師側が汲み取れないことがあった。

　一般の講演でも同様である。学会や研究会においては，最新研究に関する情報提供が目的であり，スライドを介して多くの情報が提示される。そのような場では，自分が専門分野にある程度関わっていないと，内容が難

解すぎてつかめない。一方，専門分野を熟知していると，提示される情報が平易すぎて退屈なものになることもある。つまり，対象となる聴衆側の知識レベルの幅が広くなると，情報提供の形式では関心の温度差が出るのは必然でもある。

　一般人を対象とした健康セミナーでは，こうした傾向は一層鮮明となる。人によって難解過ぎたり，平易過ぎたりとなる。さらに，関心度にも開きがあると，眠っている人やスマホをいじっている人なども出てくる。当時の私は，講演会にはこうしたデメリットは必然的に生じることで仕方がないことだと割り切っていた。その固定観念を打ち破ったのが第4章でも取り上げた参画型の形式である。

　参画型を知ったのは，2008年に産業医研修会で石川雄一氏の講演会に参加した時である。医療情報は極めて平易であった。一般人でも知っている知識であり，医療関係者にとって医療情報を収集する目的では意味がない。しかし，この講演会でのポイントは情報収集でなく，「気づき」であった。そこでの「気づき」は3点あった。1つは，健康維持に必要なことがこれからの時代にはPOS (Problem Oriented System) からWOS (Wellness Oriented System) に大きくシフトするといったことである。これは既述してきたように，私が以前から臨床の中でその意義を実感していたことであり，ぐっと大きく後押しされたような確信を持った。2つ目は，健康を維持するモチベーションの向上が，病気の予防努力による介入より，むしろ将来の可能性（まさにウェルビーイング）について主観的に意識づけさせる介入のほうが，一般健常人の場合には強く働くということである。そして3つ目は，参画型形式による講演手法が，聴衆側の関心度を盛り上げ，「気づき」をも高めていることである。特に2人ペアでの会話手法（face-to-face）は，与えられたテーマについて常に自分の意見を言い，相手の意見を聞くことを反復するため，テーマに関する自分の「気づき」をふとした機会に得ることができる。

　この3点の気づきから，2009年以降，私も一般人を対象とした健康セ

ミナーは従来の講演形式から参画型形式に変え，内容も情報提供から教育でその効果の実証されたポジティブ手法の実践に切り替えたのである。セミナー名も「健康学習会～京都生き生き庵～」として，年に3回ペースで始めた。

このセミナーも当初は健康維持や病気予防を視点とし，健康概念の再考から第3章で取り上げたポジティブ軸とネガティブ軸を紹介する内容だった。毎回セミナー後に参加者からアンケートを取っていたが，そこで驚いたのは彼らの内容評価よりむしろ，「会話ができてよかった。楽しかった。共感できた。また是非参加したい」といった言葉の多さである。日常では普段会話にしないことがセミナーで話せたこと，初めて会う人と会話できたこと，といったコミュニケーションの場を与えられたことに評価が集まったのである。さらに，参加者がみんなジェスチャーを使い，笑顔であること，他者の発言に拍手が湧くことなど，会話によるコミュニケーションが非言語性コミュニケーションへと発展し，参加者自身が肯定的傾向になっていることが窺えた。**事例3**のうつ病患者が精神科外来を終了してからもこのセミナーに笑顔で参加し，「とても楽しかった」とアンケートにコメントをしていた。こうした経験からこのセミナーの持つ，気分向上とモチベーション向上への効果を実感していった。

そこで翌年2010年からは，セミナー名を「Café Liens～心と体のコミュニケーションカフェ～」と変え，現在まで続けている。内容も健康視点のものは取りやめ，ポジティブ手法の実践を中心に，特に与えられたテーマについて2人で会話を進めるうちに自然な笑顔が出ることを重視した。

このセミナーの実践によって有効性が確認されたことは，参加者同士の連帯感や仲間意識，共感の生まれやすさ，相互に笑顔が生じることによりコミュニケーションが活発になることである。このことが気分やモチベーションの向上となり，セミナーで紹介される具体的なポジティブ手法にも積極的に取り組む姿勢が見えるのである。さらに，参加者が実践に楽しく取り組んでいる様子は特に印象深い。ポジティブ手法への取り組みは，

第5章　ウェルビーイング実践プログラムの作成へ　　63

　外来で個人を対象に勧める場合，抵抗や否定，無関心，ためらい，恥ずかしさ，面倒臭さなどで実行までに時間がかかることが多いが，セミナーは積極的にすぐに取り組んでいる。外来の対象は精神障害を持つ人であり，セミナーの対象は一般の人である。こうした対象の相違から反応が異なるに過ぎないと単純にみなされがちだ。しかし，一部は了解できるが，実はセミナーへの参加者に外来患者さんも複数交じっているのである。

　グループに参加することで，個人的には実行ハードルの高かった課題が，比較的容易に遂行できる。ここでは成功の可否より，むしろグループでの共同作業意識が優先され，実行される。最初は遂行困難と思われていた課題（例えば，自分の強みの書き出しなど）についても，対面するペア相手が自分と同様に取り組む姿勢を見て，遂行結果について相互の感想も話しあうことで，共感が生まれる。また，自分がどのように思ったかを参加者の前で素直に話し，拍手で受け入れられる。こうして試行された具体的なポジティブ手法について，少しでも良かったと思えた手法を1つでも自宅での日常生活の中で使うように勧めているのである。これは集団精神療法，特に集団認知行動療法にもつながるものと思われた。

ウェルビーイング実践プログラムの作成へ

　Café Lien セミナーでの気分やモチベーションの向上の効果については，第4章で紹介したように，教育現場での学生に対するエンハンスメント向上でも示されていたことである。教育現場で学生に効果の見られた手法は，楽しい会話と笑顔，短期目標設定とその達成による自己肯定評価，強みの気づきで自己を肯定すること，感謝ワークの4つがメインであった。Café Lien セミナーでも教育現場の講義でも，これらのポジティブ手法はグループを対象に用いることで効果が見られたが，臨床的に応用する際にもグループを対象とすることにその効果が予測された。

　そこで集団精神療法として使用できるプログラムの作成に取り組んだ。

これがウェルビーイング実践プログラムである。ここでは親切行為による気分向上や，自分を好きになること，絆を広げることも達成目標に追加しているが，これらはいずれもセミナーや大学講義の中で参加者の中から出てきた意見を参考に追加したものである。

　ウェルビーイング実践プログラムの達成目標は以下の9つである。
1) ウェルビーイング視点とは何かを知る
2) 自然な笑顔が出るわくわくする会話の実践
3) 自分のいい所（強み）に気づき，伸ばす
4) 日常生活の中に一所懸命になれる具体的なことを見つけ，実行後の達成感を得る
5) 感謝をする
6) 無欲な親切行為を行う
7) 目標と価値観を明確にする
8) 自己評価を肯定的に行い，自分を好きになる
9) 人の絆を広げ，コミュニケーションを拡大する

次章では，ウェルビーイング実践プログラムについて，達成目標に掲げるそれぞれの手法について解説する。

第 2 部

ウェルビーイング実践プログラム

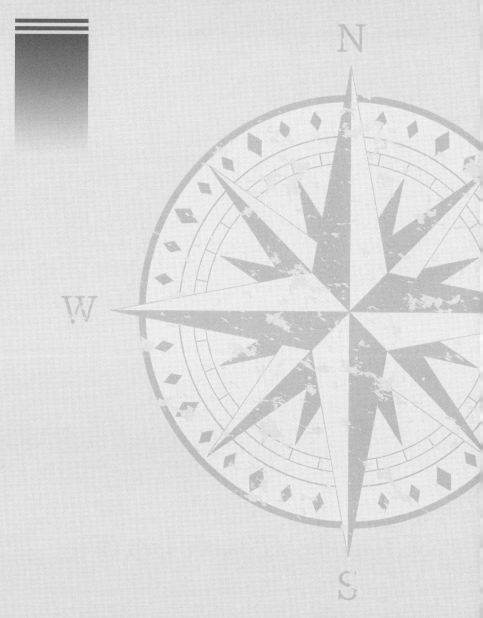

… 第 2 部 ウェルビーイング実践プログラム

第6章
ウェルビーイング実践プログラムの解説

　ウェルビーイング実践プログラムが達成目標に掲げる9つの手法について解説するが，ここでは情報提供よりむしろ，読者が読み進めるうちに実践プログラムを体験できるような手引書として解説していきたい。

　まず，自分が実践プログラムのセミナーに参加しているイメージを持とう。そのセミナーでは4人が1テーブルに座り，対面する人との会話（face-to-face）を中心に進行する。ここで重要なことは，対面する相手と今からコミュニケーションを始めることをしっかりと意識することである。そのためには，相互に「よろしくお願いします」と，挨拶をすることが欠かせない。最初のうちは，やや戸惑いがみられるかもしれないが，進めるうちに相互の親しさを感じ，連帯感や共感が意識されるようになる。こうしたしっかりとした挨拶からのスタートを何度も行っているうちに，次第に実践プログラムのセミナー参加に対する積極性が芽生え，「よろしくお願いします」という言葉によるコミュニケーションに加え，笑顔を見せ，握手を交わす行為によって始まる非言語性コミュニケーションが出現するようになるのである。

　実践プログラムの進行役がファシリテーターであるが，ここでは進行役から細かい区切りで与えられるテーマをQとする。このテーマQについて2人で話し合うことが重要である。ここで求められるのは正解ではなく，回答を模索しながら話し合ううちにふっと気づくような「気づき」である。情報知識を得ることよりも自らの気づきが大切で，この気づきから自分の考え方や行動の方向性に大きな舵取りができるようになる。

　本書においては，読者は対面相手とテーマQについて会話することは

できないが，読者が自分で少し時間をとって考えてみると，自らの気づきも生まれる。ウェルビーイング実践プログラムの体験では，最低でも30秒ほどは思考時間をとって読み進めてみたい。きっと何らかの気づきが得られるであろう。

達成目標1）ウェルビーイング視点とは何かを知る

まず，Q「この1週間に自分にどんなことがあったか」をお互いに話し合おう。

今，お互いに話していてどんなことが話題に上ったのであろうか。自分の抱える問題点やつらかったこと，あるいは自分の悪かった所（欠点）などのネガティブな話題だったであろうか，それとも，よかったことや楽しかったこと，あるいは自分の良い点（強み）などのポジティブな話題だったであろうか。

もう一度，Q「話題になったことが，ネガティブな内容だったか，ポジティブな内容だったか，それとも世間一般のニュース関連のようなものだったのか」話し合おう。

この1週間の自分の状況を話題にする際には，すぐに自己の振り返りが行われている。自分の中で最も気になったことが1週間の記憶の中で想起され，そのことが言葉として表出される。会話の話題を切り出すために自分の1週間の体験の中から思い起こされたことが，ネガティブな内容であったか，ポジティブな内容であったかは，**図7**に示すように，普段の自己の振り返りがネガティブ志向なのか，あるいはポジティブ志向なのかという方向性による面が大きい。

この1週間はこんなに大変だったと切り出す人もいるだろう。確かに，1週間の生活の中でさまざまな問題が生じ，負担となることは誰もが体験

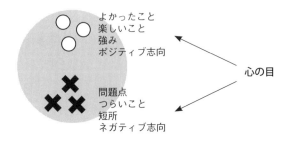

図7　自己の振り返り

することであろう。仕事でのつまずきから自分の短所を自覚したり，対人的な関わりでつらかったと感じたり，自分の置かれた環境への不安や社会状況への不満，さらには一般社会情勢の問題など，ネガティブな事柄が話題として出てくることがある。人と会話をする時に，自分の関わるネガティブな状況について話題にしたくなるのはよくあることである。自分の抱えた精神的ストレスを人に話すことで気持ちが軽くなることは，カタルシスとして心理学的にも妥当な行いである。心に溜まったストレスの吐き出しを適時にしていくことで，受け入れの器に余裕を持たせ，急に生じたストレスをも受け入れられる状態を保つことができる。しかし，日常生活の会話の中で常にネガティブ志向で自己の振り返りをしていると，カタルシス効果よりむしろ，次から次に問題点が想起され，解決しなければならない問題を自分が限りなく抱えているといったイメージングに至り，気分は上がってこない。

　一方，1週間の中で，そういえばこのようないいことがあった，楽しいことがあったといったポジティブ志向性の自己体験が想起されると，その結果，気分が向上していく。問題やつらいことを抱えていてもポジティブな内容のイメージングによって気分の落ち込みは相殺されてもいく。こうしたポジティブ志向性の自己体験の想起こそが，ウェルビーイング思考である。気分を向上するための手法として，このウェルビーイング思考を使わない選択はないであろう。

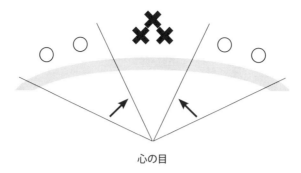

図8 問題を抱える状況に遭うと視野が狭くなるはなぜ？

しかし，日常生活の中で，何か問題を抱えてしまうと，どうしても心は問題の対処に気が行ってしまう。すると，折角良いことや楽しいことも体験しているのに，そこに気がつかず過ごしてしまうことが多い。これはなぜだろうか。

Q「普段の生活の中で問題意識ばかりに気が行って，良いことや楽しいことを見過ごしてしまうことがあったかどうか」，話し合おう。

図8のように，人は問題を抱える状況にはまると，ひたすら問題の解決に突き進む。これは決して悪い志向性ではなく，むしろ優れた対処能力である。危険な状況は見逃さず，瞬時に対処しなければならないという生物本能に基づいているからである。生物は環境適応して生き続ける中で，自分より強い敵からは瞬時に逃げ，弱い敵は獲物にする。眼前に現れた対象が，このどちらに当たるのかを瞬時に判断し，行動化に導かなければ，生存を長期に継続させることができない。そのため眼前にある状況の判断を俊敏・的確に行うために，その他の多くの雑情報をカットする。モデル的に捉えると，図8のように，問題が生じたと判断された時には，情報認知の視野が狭小化するのである。

人が日常生活を送る中で，こうした生物本能的な問題対処能力をフル活用しながら物事を見ていると，いつも問題の探索と解決を求める考え方に

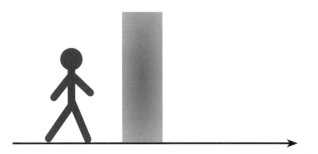

時間は進行して止まらない

図9 壁に突き当たった時あなたはどうする？

偏る。その結果，周囲に見えるはずだった楽しいことやよかったこと，自分の強みが見えなくなる。視野が狭くなると考え方も狭くなり，ますます問題が解決できなくなり，そうした状況にはまった自分の無能力さが意識され，気分が低下し，モチベーションも下がっていくのである。問題を多く抱えて，気分が落ち込み，やる気をなくすのは，こうした流れである。

次に視点を変えてみよう。**図9**のようなモデルで見てみたい。

Q「あなたが道を前進していく時，道に大きな壁が現れて前進できなくなった。こんな時あなたはどうするか？ 時間は流れ，必ず前進しなければならないという条件である」話し合おう。

ここで話し合うと，さまざまなアイデアが出てくるだろう。壁を壊して進むとしても，いきなり壊すのではなく，壊せるのかどうか調べてから行うのか。壊さず，回り道をするのか，あるいは壁の前に台を置いて乗り越えるのか。または，自分1人で取り組むのではなく，何人かで組んで，壊すのか，乗り越えるのか，他にアイデアを考えるのか……である。

このモデルでは，壁とは問題のことである。自分が問題に直面した際に，どのような対処法をとるかについて，話し合ったことに等しい。問題に直面した状況での対処法に多くの方法があることに気づかれたであろう。壁を壊す（問題解決）ばかりが状況の対処策ではないことにも気づけたと思

う。しかし，日常生活で問題に直面した際は，必ず問題解決の思考パターンとなり，それも1人で解決しようとし，問題を抱え込んだ状況にはまっていく。モデルのように，自分が壁に直面した状況でイメージングすると，さまざまな対処法，特に仲間の協力で対処することも発案されるのに，現実問題となると1人での問題解決の思考パターンとなるのはなぜなのか。

　これは日常生活の中で物事の捉え方が，常に**図8**のような思考パターンになっているからである。自分が問題点に気づいた時，壁モデルの対処のように，自分の置かれた状況について距離をおいて見ることが大切である。自分で状況を客観視できると，冷静に対処法を見つけていくことで前進できる。例えば，その場で問題を解決せず，回り道をして先に進んでいったとしよう。いわゆる，先送り（ペンディング）である。その時問題は未解決のままであるが，先に進んでから振り返ってみると，直面していた問題（壁）は解決（壊す）しなければならないものだったのか？　自然消滅もあるし，誰かが解決していることもある。また，前進してから振り返ると，「こんなやり方もあったぞ」という解決法のひらめきや，「何だ，解決はたいして難しくなかったではないか」といった新たな気づきも生まれる。つまり，現実問題に直面した際には，まず，視野を広くしてみようといった，ワンクッションをおく習慣を作ることで，打開策は数十倍にも広がるのである。

　次に，また視点を変えてみよう。これは第1章のウェルビーイング視点のきっかけで取り上げ，第2章で解説した問いかけである。実践プログラムにおいてもここで取り入れており，再度体験してほしい。

　Q「以下の2つの表現について，何が異なるのか」話し合おう。

　1）私はうつ病患者である。(I am a depressive patient.)
　2）私はうつ病を持っている。(I have a depression.)

1）私はうつ病者である。(I am a depressive patient.)
　この表現は**図10**の右側の視点である。ここでは，自分の評価を「病気」

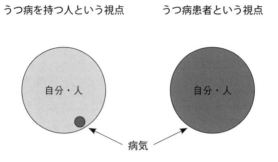

図10 「病気になった人」の捉え方

といった指標によるフィルターにかけ，その視点から見えた状況から全体的に「～である（I am ～）」という自己評価を行っている。すなわち，問題性の有無からの全体評価から「問題者である」という判断である。

2）私はうつ病を持っている。（I have a depression.）

この表現は **図10** の左側の視点である。ここでは，うつ病は自分の一部であり，他にも自分は「多くの要素を持っている（I have ～）」ことを示す。それでは，多くの要素とは具体的に何があるのか。

Q「多くの要素とはどんなものがあるだろうか？」話し合おう。

例えば，高血圧や喫煙といったネガティブな医療視点以外にも，仕事や家族，趣味，好きな食べ物，才能，強みなど限りなくある。

ここで重要なことは，右側の視点で見ていると，問題性のベールで全体を覆い隠され，自分の持っている強みや才能，楽しい面などのウェルビーイングな要素に気づかなくなっていることである（**図11**）。特に，常にこうした視点で自己評価していると，問題点や欠点の追求に終始し，自責的となり，「自分はだめな人間だ」といった自己否定に至る。このことがうつ病のリカバリーや再燃へのレジリエンスの妨げになっていく。左側の視点に気づくことで，自己の持つ強みや才能を伸ばすことが重視され，成長していくことにも気づくようになる。こうしたウェルビーイング思考の過

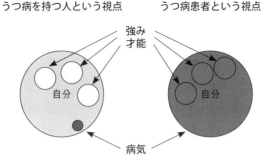

図11 「病気になった人」の捉え方

程の中で，自分の持つ他のウェルビーイングな要素にも徐々に目が向けられ，自分の人生にとって元来抱えていた問題点や欠点に対するネガティブな捉え方も相対的に小さくなっていく。

次に，何かに取り組む時，そのやる気を出すポイントについて考えてみよう。やる気を出す，すなわちモチベーションの向上として，禁煙を例にして見てみたい。

最近は，禁煙指導を行う禁煙外来が設けられている。それでは，喫煙者に対する禁煙指導の中で，医療者と喫煙者の会話を想定してみよう。

Q「医療者は喫煙者にどんな話題を投げかけるのか」話し合おう。

多くの方がすぐに思いつくのは，「タバコを吸っていると肺がんになるリスクが高くなるので，これを機会にやめましょう」という話題である。この指導方法は，長年行われてきた典型的な手法であり，健康意識を高く持ち，健康を害するならばタバコをやめたいと思っている人への指導としては，比較的効果がある。肺がんや脳卒中など恐ろしい疾患のイメージングを切り出しに，タバコを吸っていると健康を害するといった喫煙のさまざまな問題点に関する情報を提供する方法で，健康に危害を与えるような問題を回避するためにタバコを吸う行為をやめなさいという指導である。これは問題を起こさないようにしようというリスクマネジメント手法でも

ある。しかし，この指導後に禁煙のモチベーションが向上し，禁煙するようになったかというと，必ずしも禁煙に至らないことが多い。それはなぜか。

　Q「なぜ，喫煙による弊害など，リスク提示による禁煙指導をしっかり受けたのに禁煙を実行しないのか」話し合おう。

　指導された時点では，健康にとって禁煙が必要であることは認識できても，自宅に帰ると喫煙するパターンが多い。これは，喫煙者がこれまでの自分の生活の中で，喫煙行為が習慣化されているためである。その習慣化された行為をあえて意図的にやめるには，「やめよう」というモチベーションが生活の中でかなり高い優先順位として意識されていないと実行には至らない。よって，肺がんや脳卒中，心筋梗塞などの発症リスクが喫煙者のほうが高いといったデータの提示のみでは，なかなかモチベーションは上がらない。実際，周りを見渡すと，喫煙していても健康で，長生きしている人もざらにいる。結局，健康保持のためにはタバコを吸わないほうがいいといったレベルの情報による問題提起では，禁煙行為の実行という問題解決手法がうまくいかないのである。ニコチン依存や喫煙の習慣性が既存した場合や，家族や教育，就労，経済など多種多様な生活上の問題を抱えている場合に，「タバコをやめる」という問題解決手法を，当事者の日常生活上で解決すべき優先課題として意識づけるのは困難だからである。

　それでは，モチベーションを向上させるいい手法は他にないのだろうか。この発想の転換がとても重要である。「タバコを吸う」の反対，すなわち「タバコを吸わない」という視点から見ることである。タバコを吸わなくなると，どんないいことが自分に生じるかである。

　Q「タバコを吸わなくなると，具体的にどんないいことが自分に起きるのか」話し合おう。

　いいことを列挙すると，とても多いことに気づくであろう。タバコ代が

貯まる，口がきれいになる，衣服や部屋のタバコ臭が消える，よく眠れて寝覚めもいい，肌がきれいになった，家族から歓迎される……などである。さらに，最も良かったのは，ごはんが美味しくなったという実感を得られることである。

　食事が美味しくなることには，しっかりとした根拠がある。喫煙によるニコチンやタールの影響によって，味覚の感覚器官である味蕾の数が減少していく。そのため，味覚としての甘味，酸味，塩味，苦味，旨味の5つの感覚が鈍くなり，薄味や旨味の味を楽しむことができなくなる。ところが，禁煙によって味蕾が回復してくることで，薄味や旨味も含め味覚の敏感さが戻り，美味しさを主に食事のさまざまな魅力が高まるようになるのである。

　さらに，「今日のごはんは美味しかった」といった主観的な満足感によって，周囲へのものの見方が拡大していく。**図8**で示したように視野が拡大するのである。気分の向上から視野は広がる。例えば，食事を作ってくれた人に「今日のごはんは美味しかった」という言葉が出る。「美味しかった」と言われ，食事を作った側も気分が上がり，翌日の食事も美味しく作ろうというモチベーションが高まる。そして，「今日も美味しかった。いつもありがとう」と，感謝の気持ちも表出されるようになる。こうした肯定的なコミュニケーションが次第に広がっていく。タバコをやめたことで，生活の中に気分の向上が生まれたことに喜びを覚え，この状態を続けたいという願望が高まる。こうした生活の中での主観的喜びは，求める願望の中でも優先順位が高く，この状態を今後も続けていきたいという継続の欲求にもつながる。そして，将来家族と旅行に出かけ，美味しいものでも食べたいというイメージングの発展が，継続力を高めていく。このようにさまざまな喜びのきっかけとなった禁煙について，さらに継続していきたいというモチベーションが生まれるのである。

　禁煙しなければ健康を害するという意識から禁煙に取り組むことと，禁煙していると生活の中に喜びを感じるから禁煙してみることは，禁煙行為

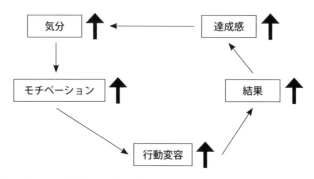

図12 モチベーションが高まるメカニズム

という行動変容としては同じようにも見えるが，次元が異なることに気づかれたであろう。人は禁煙義務のために生きているわけではない。そして，健康づくりのために生きているわけでもない。毎日の生活に自然や人とのつながりから得られる喜びや充足感を重ねていくことを求めているのではないだろうか。

　気分の向上からモチベーションが高まり，行動に至る図式は，**図12**のようなモデルとしてみることができる。

　何かをきっかけに気分が良くなると，やりたいと思っていたことへのモチベーションが上がる。そして，モチベーションの向上によって実際に行動化し，やったことから生じる結果が出てくる。自分の行動によって生じた結果を振り返ることで，「ここまでやれた」という達成感に至る。こうした達成感によってますます気分が向上していく。

　このモデルは正のサイクルである。回り始めると前向きに発展していく。
　Q「では，このサイクルが負に回転するとどうなるのか」話し合おう。

　サイクルが負に回転するとは，気分が下がり，モチベーションが下がり，行動しなくなり，結果が出なくなる。このことから何もできない自分を実感し，ますます気分が落ち込むのである。典型的なうつ状態の構図と言えよう。うつ状態に足を突っ込むと，転がるように加速的にこの負のサイク

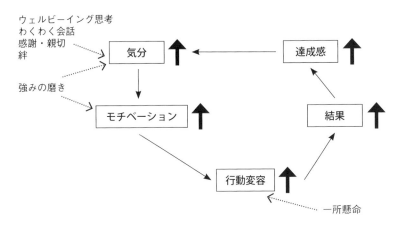

図13　気分・意欲の向上メカニズム

ルが進む。うつ状態の進行を抑止するには，この負のサイクルを正に動きに戻すことである。正の動きを起動するのが，このウェルビーイング実践プログラムである。実践プログラムの何が正の動きを引き起こすのか。**図13**に示されるように，具体的なポジティブ手法にはさまざまなものがあり，このポジティブ手法はウェルビーイング実践プログラムにおいて以下の達成目標1）から9）となっている。

達成目標1）ウェルビーイング視点とは何かを知る
達成目標2）自然な笑顔が出るわくわくする会話の実践
達成目標3）自分のいい所（強み）に気づき，伸ばす
達成目標4）日常生活の中に一所懸命になれる具体的なことを見つけ，実行後の達成感を得る
達成目標5）感謝をする
達成目標6）無欲な親切行為を行う
達成目標7）目標と価値観を明確にする
達成目標8）自己評価を肯定的に行い，自分を好きになる
達成目標9）人の絆を広げ，コミュニケーションを拡大する

ウェルビーイングの視点について，身の回りの身近な状況から気づけるように進めてきたが，いかがだったであろうか。ここで今一歩とどまってみよう。人は１つの考え方，手法などを身につけるとひたすらその方向性に偏りがちである。この手引書ではウェルビーイングを強調してきたが，リスクマネジメント手法も重要であることを忘れてはならない。例えば，早期がんの発見である。これは，火災の発見と同じく，リスクを放置してウェルビーイングばかり求めていては手遅れになってしまう。しかし，いつもがんの見落としがないか，検査に明け暮れた毎日では何のために生きているのかわからなくなる。

　バランスが肝要である。ウェルビーイング視点の方向性と問題解決視点の方向性，すなわち，ポジティブ視点とネガティブ視点を，日常生活の中でバランスよく活用していくことである。

　Q「では，このポジティブ視点とネガティブ視点のバランス比率はどれくらいが最適であろうか」話し合おう。

　実は，ポジティブ心理学の実験による実証結果において，状況の最善打開策として示されている数字（黄金比率）がある。ポジティブ視点：ネガティブ視点＝３：１であるとされるが，ここでのポイントは数字の値よりポジティブ視点のほうがネガティブ視点より比重が大きいことである。そして，重要なことはネガティブ視点が０ではないことである。すなわち，問題はしっかりと捉え，見過ごさないことである。問題が生じても無視していては，状況は打開しない。問題点を意識しつつ，ウェルビーイングの視点による手法によって状況の打開を推し進めることである。

　ウェルビーイングの視点とは何か，読者はだんだんわかってこられたであろうか。以上のプログラム内容を振り返ってみると，各Qで聞いていることは，本質は全く同じことである。それでも実践する中で，Qごとに想起される自分の視点がウェルビーイングから離れていることに気づくこともあるだろう。その段階では，すぐにウェルビーイング視点を実生活の中

に取り入れることは難しいかもしれない。しかし，人によってペースは異なるが，何度もトレーニングを続けるうちに必ずウェルビーイング思考に近づくことは間違いない。是非，続けてほしい。

達成目標2）自然な笑顔が出るわくわくする会話の実践

　自然な笑顔が出ることが健康にいいことは，健康解説書やネット情報の多くに書かれている。そして，笑顔を出そうといろいろ取り組んでいる人も多い。
　Q「では，どのようなことをしたら自然に笑顔が出るのであろうか」話し合おう。

　初めに笑顔を出そうという目的意識から試みると，スムーズには行かないようである。何かをしていると無意識的に笑顔が出ること，これが自然の笑顔であろう。ここでは2人（ペア）で話していると，相互に笑顔が出て，一緒に何かをしたくなるような会話手法を実践していく。これがわくわく会話である。
　以下に自然な笑顔が出てくるわくわく会話の手順を示す。
　まず，会話の基本である。会話は自分と相手の2人のペアで行う。
　Q「会話が円滑に続くとは，どのような会話であろうか」話し合おう。

　会話が円滑に進むには，会話をしている時の気分が心地よく，苦痛感がないことである。スムーズな会話では言葉のやり取りが気持ちよく進められる。これを**図14**で見ると，自分から相手に言葉を投げかけ，相手がそれを素直に受け取り，自分に投げ返してくれる。こうしたやり取りが円滑に進むことが必要である。
　Q「こうした言葉のやり取りは何に似ているだろうか」話し合おう。

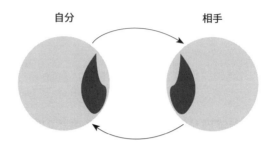

図14 スムーズな会話（コミュニケーション）にしよう

　キャッチボールである。ボールの代わりに言葉を相互に投げかける行為が続く。キャッチボールでは，投げる際に相手のグローブを目指して投げようと心がけるのだが，会話では相手のグローブを目指して言葉が投げかけられているのだろうか。

　Q「会話における相手のグローブとは，何に当たるだろうか」話し合おう。

　キャッチボールをイメージングするとわかりやすい。自分が相手にボールを投げる際に，相手のグローブから遠く離れた所に向かって投げるパターンを思い描こう。自分が投げた瞬間，相手はボールの方向に合わせて何とかキャッチしようとしてくれる。そして，ボールが相手からリターンされてから，今度は別の方向にボールを投げるのである。相手は急いで離れた方向にボールを取りに行こうとするのだが，うまくキャッチできず，後方に転がるボールをしんどい思いをして取りに行くことにもなる。こうしたパターンのキャッチボールでは，最初の頃は何とか相手がボールをキャッチしようとしてくれるが，次第に疲れてやめることになるだろう。このパターンの会話では，言葉を相手のグローブを目指して投げているのではなく，自分の投げたい方向に勝手に投げている。すなわち，相手の興味・関心とは関係なく自分の話したいことを勝手に話している。つまり，会話におけるグローブとは，相互の興味・関心がある話題ということにな

る。相手がどんな興味・関心を持っているのか，常にアンテナを張りながら会話を進めなければ円滑にならない。

　次に，相手に向かってボールを投げ続けるパターンを思い描こう。自分が相手にボールを投げ，相手がキャッチすると，すぐにまた相手にボールを投げつける。こうした行為を続けるのである。このパターンの会話とは，自分が一方的な話し手で，相手が聞き手になっていることがわかる。相手も，聞いているばかりでは次第につまらなくなることは必然である。

　円滑な会話は，お互いに言葉を投げかける行為を気分良く続けていかなければ，長くは続かない。ここでは，主役の交代が順次行われることが必要なのである。自分が話し手の時，相手は聞き手となる。この構図は舞台に例えると，演者と聴衆である。演者として自分の興味・関心のあることを話していると気分は向上する。会話において2人のどちらも気分が上がるのは，どちらも演者となること，主役の交代が必要なのである。

　興味・関心のあることを話題にすると言っても，2人の興味・関心が一致していないと，前者のキャッチボールのパターンと同じく，会話が続かない。そこで，求められるのは2人に共通した興味・関心が何であるか，常に相互がアンテナを張りながら会話をすることである。こうした相互の共通点を模索しながら会話をしていると自然に新たな気分が起きる。

　Q「相互の共通点が見えてくることで生じる気持ちとは何か」話し合おう。

　自分と相手に共通点があるという親近感である。この親近感は仲間意識でもある。さらに，興味・関心がある話題が共通しており，相手がそれについての意見や情報などを話すと，共感が湧く。相手に対する共感を覚え，一緒にやりたいというモチベーションが生じ，行動化することも稀ではない。日常生活ではこうしたパターンの共感がさまざまなところで起きている。例えば，職場で昼休みになった時である。お腹が空いた状態を自覚し，同僚に「お腹空いたね」と投げかけると，同僚もその共通点に共感し，「一

```
but NO ゲーム
A:「○○しましょうか？」
B:「いやー，できません。□□はどうですか？」
A:「いやー，できないので，もういいです」

Yes and ゲーム
A:「○○しましょうか？」
B:「それはいいですね，だったら□□もどうですか？」
A:「それはいいですね，だったら◎◎もしましょう」
```

図15　コミュニケーションゲームをしよう

緒に食べに行こう」という行動になる場合である。何でもない些細な日常生活の中に，こうした共感から行動化する状況はあふれている。わくわく会話とは，こうした会話の流れに必然的に共感を覚えるような会話なのである。

　わくわく会話となる次のポイントは，肯定である。会話での肯定とは何か，コミュニケーションゲーム（**図15**）を例に行ってみよう。

　誰かとペアを組んで始める。ジャンケンに勝ったほうをA，負けたほうをBとし，会話を始める。

　まず，**but No ゲーム**である。例えば，Aから「この会議の後，お茶でも一緒にどうですか」と，提案する。Bは，「いやあ，この後，別の用事があって行けないですね。次回の会議の時はどうですか」Aは，「いや，次回の会議は出席しないので無理ですね。それじゃあ，これでさようなら」となって終わる。

　次に，**Yes and ゲーム**である。例えば，Aから「この会議の後，お茶でも一緒にどうですか」と，提案する。Bは，「それはいいですね。ちょっとお腹も空いたし，一緒に食事でもどうですか」Aは，「食事ですか，いいですね。だったら，CさんやDさんも誘ってみましょうか。みんなで行きましょう」となる。

　Q「このコミュニケーションゲームから何を感じただろうか」話し合おう。

but No ゲームでは，相手に言われことをまず，「いや」と否定している。一方，Yes and ゲームでは，「それはいいね」と肯定から入っている。否定から始めるか，肯定から始めるかの違いであるが，その後の展開が尻つぼみになるか，膨らむか，大きく異なる。

この 2 つのパターンは両極端であるが，日常会話の中でもよく用いられているだろう。仲間同士では Yes and が多くても，家族では but No が多いかもしれない。これを知ると，家族の会話で Yes and パターンを使うと雰囲気が良くなることもわかる。

しかし，何を言われても「それはいいですね」と肯定するのはおかしい。断りたい時もあるからという意見もあるかもしれない。では，そんな場合に本当に「それはいいですね」と肯定できないのだろうか。

Q「最初に肯定してから，断ることはできないだろうか」話し合おう。

一例を示そう。
A：「この会議の後でお茶でも一緒にどうですか？」
B：「あ，お茶ですか。素敵ですね。ありがとう。でも……ちょっと今日は自宅に用事があって都合がつきません。ごめんなさい。また，今度誘ってくださいね」

ここには肯定，感謝，断る理由の明示，お詫び，別提案といった展開が短い会話の中にしっかり入れられている。こうした展開で最終的に提案を否定されても，相手の気分はあまり落ちない。むしろ，次回への期待を残す気持ちとなる。断った自分も，明るい雰囲気のまま断り，別れることもできる。

つまり，相手から何らかの誘いや問いかけがあったときには，まず肯定することである。そして，感謝の言葉をクッションに入れ，しっかりと拒絶や否定の自分の意思を伝えることである。相手も最終的には，提案を否定されたとしても，最初に肯定されることで気分は落ちない。このように肯定をうまく使うことでコミュニケーションは円滑に進む。

ネガティブ志向	ポジティブ志向
難しいな	やれそうだ
大変だ	面白いな
疲れたな	楽しいぞ
忙しい	充実してる
困ったな	いけるぞ
どうしよう	ナイスだ

図16　普段使っている言葉の整理

　次に，会話でよく使う言葉の種類で，ポジティブな言葉とネガティブな言葉とどちらが多く出ているか見てみよう。
　Q「普段使っている言葉で，ポジティブな言葉とネガティブな言葉を分類してみよう」

　ポジティブな言葉とネガティブな言葉にはいろいろある。**図16**はその一部であるが，読者はどちらの言葉を多く書き出せたであろうか。普段よく使っている言葉を想起する方が多いわけで，ネガティブな言葉が多いということは会話に使う用語にネガティブなものが多いことを示す。
　ある状況に読者がいて，「うーん，しんどいなあ。大変だな。困ったもんだ。これは難しいなあ」という言葉が出てくるか，「うん，面白そうだ。よし，やってみるか。うまくいくかも」という言葉が出るかは，普段どちらの言葉を使い慣れているのかによって異なる。
　なかなか使わない言葉は，すっと出ない。難しい英単語を多く記憶していても，英会話で使えないのと同じである。ポジティブな言葉を使い慣れてくると，会話の中でどんどん出てくるようになる。相槌を打つ時に，「それはいいねー」「素晴らしいね」「素敵だわ」と返すことができ，相手からの提案にも，「そうね，やってみるわ」「了解です」と肯定することができる。会話の中で，ポジティブな言葉を相互に出しているうちに気分が上がっていくのである。
　ポジティブな言葉の使用については，ポジティブ心理学からの実証結果

もある。修道女を対象にした調査結果で，日記の中でポジティブな言葉を多く使っていた人の方が長生きしているといったことも報告されている。

　次は，日常会話で出てくる話題である。普段行っている会話のパターンを，時間の軸とポジティブ・ネガティブの軸の2つの軸で区分する。会話のテーマを時間の軸で区切ると，過去，現在，未来と分けられる。そして，ポジティブ・ネガティブの軸で区切ると，可能・不可能，あるいは成功・問題点，あるいは長所・短所と分けられる。こうした2×3の6通りのパターンでみると，普段の会話が必ずどこかに入る。そこで読者が行う日常会話としてどのパターンが多いかを見てみたい。
　Q「普段どのパターンで会話を進めることが多いか」話し合おう。職場での会話，友人との会話，家族との会話でもパターンは異なるが，どのように異なるかについても見てみよう。

　会話パターンを整理してみると，普段の会話において自分がどのパターンをよく使っているかわかる。職場の同僚との会話では，「まだ，仕事が終わっていない」「仕事がはかどらない」といった現在・過去の不可能や問題点が話題となるだろう。親子や夫婦の会話でも，「こんなことしていたら成績伸びないわよ」とか「まだ，このことやってくれないの」といった，現在や未来の不可能，欠点が多いかもしれない。お年寄りになると，過去の可能や成功がみられてくるが，未来の可能や成功となると，話題になることは少ないかもしれない。一方，友人との会話では，未来の可能性について話題が出ることが多くなるだろう。
　Q「それでは，どのパターンの会話をしている時がお互いに気分よくなれるのか」話し合おう。

　やはり，今後成功することとか，良くなること，伸びて行くことといった，未来の可能，成功のパターンである。お互いに会話を続けるうちに，「よ

し，やってみよう」といったモチベーションの向上や，「やれるかもしれない」といった自信へとつながる。日常会話でもこうした会話のパターンを意識しながら話すことで，気分を良くしていくことも可能となる。

　未来の可能性を話題にすることでいかに気分が向上するかについて，私はとても貴重な体験をした。東日本大震災後に福島県にポジティブ心理学についての講演に行った際のことである。震災後1年以上は経っていたが，被災者を抱える多くの地域では山積する問題の対処に困っておられる状況であった。私の講演前に，各地域の精神保健を担当されている方たちの集まる会議があり，私もその会議に参加し，それぞれの地域が心のケアを中心に大変苦労をされている状況を目の当たりにした。そこでは，参加者の誰にも笑顔はなく，暗く沈鬱な表情で会話が交わされた。その会議の終わりがけに私にもコメントの提供が求められた。悲惨な現状に対処されているスタッフの方々に敬意を表する形でコメントを始めたのだが，この会議の後にポジティブ心理学についての講演を行うことから，この会議に参加される人が少しは明るくなれるように実践的なアドバイスを試みたのである。まず，but No ゲームと Yes and ゲームをアイスブレイク的に行った。このゲームによって参加者全般に流れる沈鬱な雰囲気がやや解けた感となった。そこで，会議での残された時間を，今山積みとなった問題の対処についての話し合いから視点を変えて，この地域での将来の可能性をテーマに話し合うように促したのである。当初は参加者の多くに違和感が感じられたが，1人，2人と将来の可能性を発言するうちに全体の雰囲気が大きく変わっていったのである。「うちの地域では，震災前に○○というイベントをやっていて盛況だった。今度また企画しようと思う」とある地域の人から切り出されると，「うちの地域も入れてください。うちの地域では△△もやっていたので一緒に取り組むともっと盛り上がると思います」と別の地域の人が賛同された。こうした話題の展開がどんどん進展し，可能性について具体的に膨らんでいったのである。そして，会議の最後には参加者に笑顔が満ちて拍手で終了となった。あれほどの沈鬱な表情を笑顔

	過去	現在	未来
可能 成功 長所	I was I could	I am I can	I will I will be able to
不可能 問題点 短所	I was not I could not	I am not I cannot	I will not I will not be able to

図17　あなたが普段行っている会話のパターンは？

と拍手に変えたのは何か。自分たちの将来に可能性があることを認識し，共同で取り組もうというモチベーションの向上につながったことである。

　実は，自己紹介も同じである。自己紹介をする時，自分が将来やりたいことを話し，人間関係を今後もっと広げたいということを示すことで，I will ～やI will be able to ～といった未来の可能性を話題にしているのである（**図17**）。自己紹介でこうした未来の可能性のパターンをとることによって，お互いのいい雰囲気を保つことになり，共感が生まれ共に行動化することもある。こうした自己紹介によって，この人ともう一度会いたいという期待も高まるのである。

　それでは，いよいよ会話の実践である。誰か近くにいる人と，2人のペアで試みてほしい。会話の内容は，今度の連休の際にそれぞれがやりたいことをテーマに，これまで紹介したわくわく会話の4つのポイント，キャッチボール，共感，肯定，ポジティブな言葉の手法を使用しながら試みてほしい。

　2人の会話の結果，お互いにどのような状態になってきただろうか。今度の連休の際にやりたいことといった将来の可能性をテーマとし，ポジティブな言葉を交えながら，時に共感し，肯定して話していると，次第に言葉の抑揚が高まる。お互いにやや声高に高めのトーンで話していく。そこでは既に相互の主観的感情が高まり，言葉だけでなく，楽しさを表現す

るのにジェスチャーを交え，表情も豊かになっていく。その豊かな表情が笑顔なのである。ここでのコミュニケーションは，言葉の意味だけで行われているのではなく，言葉の抑揚，ジェスチャー，笑顔などの非言語性の表出が大きなウェイトを占めるようになる。相互の主観的感情が高まると，そこで交わされるコミュニケーションの中で，文章内容による伝達力は下がり，非言語性の表出が伝達力を高めていると言える。例えば，笑顔と言葉の抑揚，ジェスチャーを用いれば，単語の羅列でも意思表示はできる。

　笑顔については，米国の研究で，笑顔と寿命との相関が出されている。笑顔の少ない人より自然な笑顔がよく出る人は，平均寿命が7歳ほど長いことが示されている。つくり笑顔でも2歳は長生きができるという。さらに，女性に対する30年間の追跡調査で驚くべき結果が出されている。自然な笑顔の出る女性はほとんど結婚し，離婚がみられず，心身ともに健康であったという報告である。

　自然な笑顔が健康にいかにいいかは予想がつくだろう。しかし，自然な笑顔を出そうという目的から実行してもなかなかうまくは行かないのが実情であろう。そこで，キャッチボール，共感，肯定，ポジティブな言葉，将来の可能性といったわくわく会話手法を意識しながら会話を進めるのである。そうすれば必ず自然な笑顔が訪れる。そして，毎日の生活の中で，自分の笑顔の素晴らしさに気づくであろう。

　ここまでの会話手法で自然な笑顔が現れ，わくわく会話となるのは必然である。そこで次にレベルアップを求めよう。それは会話の中で，次の達成目標に気づけるポイントでもある。次の達成目標3）とは，「自分のいい所（強み）に気づき，伸ばす」である。

　自分のいい所（強み）については，日常会話の中で相手から頻回に言葉として表出されている。それに気づかないのは，気づこうという意識を持っていないからに他ならない。**図8**に示したように，ものを見る視点が眼前の問題に狭められていると，人から言われた自分の良い点についての言葉に気づかない。自分の問題点や欠点をいつも気にしていると，会話相手

から言われた言葉をネガティブに受け取り，深刻に自責的に解釈してしまうことが多く，自分の良い点を間接的な言葉で指摘されても気づかないのである。こうした状況を変えるのに有効な手法は，会話の時に相手の良い点にいつも気づこうと意識することである。

　Q「会話において，積極的に相手の良い点に気づき，それを言葉として相手に伝えるとはどういうことか」話し合おう。

　褒めることである。そのためには，まず相手にどんなことでも良い点を感じなければ褒めることはできない。素直にいいと感じることが必要である。おべっか言葉やおだて言葉のように，良くもないのに恣意的に作った言葉で褒めても，褒めた側の実感は薄く，相手も嬉しくはならない。
　人の持つ良い点に積極的に気づくのは，高度なレベルの手法である。ウェルビーイング思考が日常生活の中で十分用いられるようにならないと，人の持つ良い点に積極的に気づくことにはなりにくい。通常の対人接触の中で感じやすいのは，接する相手と自分との合わない点ばかりで，こうしたネガティブイメージは直感的に意識される。一方，相手に対して主観的に「いい」と感じるには，相手の持つネガティブイメージを捉えた上で，良い点にも目が向けられる，いわゆるウェルビーイング視点が必要である。
　褒める，すなわち相手の良い点を意識し，それを言語化し，具体的な言葉にして相手に伝えることが，普段の会話から容易にできるようになると状況は変わる。褒められた相手は気分を良くし，反応的にお返しの行動がみられる。お返しの行動とは，自分の良い点を探し，指摘してくれることである。相手を褒めると，褒め返してくれるという反応である。相手の良い点に気づき，それを褒めている状態では，ウェルビーイング視点にあるため，自分が相手から褒められると，その言葉に気づきやすい。**図18**に示すように，相互の褒め合いとなる。例えば，「やさしい」とか，「辛抱強い」「ユニーク」「気さく」「礼儀正しい」……といった，強みを表す無限な言葉が交わされるのである。

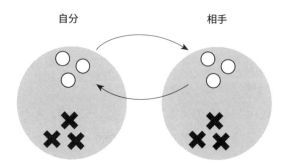

図18 相手のいいところに気づく会話

　普段から漠然とした感覚で自分の良い点をイメージングしていることは誰にもあるだろう。その良い点のイメージングが明確に言語化される，いわゆる外在化は，外部からの刺激がないと難しい。その外部からの刺激が褒められるということである。褒められることで，自分はこんな良い点を持っているのだと意識される。それが主観的に感じる自分の強みである。

　相手の良い点に気づき，褒めていくことを，日常会話の中で積極的に行っていると，自分の持つ強みを投げ返してくれる相手の言葉に気づくことにもなり，自分の強みに気づくチャンスとなるのである。

　以下に，達成目標2）自然な笑顔が出るわくわくする会話を実践するポイントをまとめる。この会話を実践することで，必ず気分の向上となるのである。
　①キャッチボールによって主役を交代すること
　②共通点を見つけ，共感すること
　③肯定すること
　④ポジティブな言葉をできるだけ使うこと
　⑤話題を将来の可能性にすること
　⑥相互に自然の笑顔が出ること
　⑦相手の良い点に気づき，褒めること

強みの言葉	弱みの言葉
わくわく	退屈
満足	不満足
大好き	ストレス
興奮	消耗

図19　強みの言葉と弱みの言葉の整理

達成目標3）自分の強みに気づき，伸ばす

　自分の強みに気づくという手法は，ポジティブ手法としてさまざまな所で推奨されている。しかし，自分の強みを具体的に想起しようとしても何らイメージングできない人が多い。そこでまず，強みとは何かについて考えてみたい。

　Q「あなたの強みとは何か」話し合おう。

　自分の強みについて考えてみようとすると，ぼんやりとした概念でよくわからなくなる。それは自分の強みを見つけるといった，自分に対するウェルビーイングの視点で自己評価する見方をこれまであまり行ってこなかったことによるだろう。そこでまず，「自分の」強みといった視点を離れ，単に強みとその対照である弱みといった言葉で見てみよう。強みと弱みを表す言葉について，普段の生活で感じている状況を意識して簡単に取り上げると図19のようになる。

　この強みと弱みの言葉を見ると，達成目標2）で示したポジティブな言葉とネガティブな言葉と近いものがあることに気づかれるであろう。読者が考えたり，話したり，行動したりする時に，こうした強みの言葉が自然と出てくるような考えや言動，行動が読者の強みなのである。とは言っても，こうした「自分の」といった，自分の持つものをイメージすることがまだここでは難しいかもしれない。

　また，強みについて考えていると，才能との違いは何かという疑問も出

る。才能とは，客観的な指標によって評価されやすい能力である。学力，語学力，運動能力などが典型例である。計算力，記憶力，運動能力などはテストによってそのレベルが客観数値で評価できる。客観的に評価できるため自分だけでなく他者からも，その人の才能を知ることができる。社会にさまざまなテストが出てきたのはこうした個人の才能を評価しようという試みでもある。こうした才能は，児童期から青年期，成人期と，成長していく時期もあるが，老年期の頃から加齢によって必ず衰弱していく。才能は学習によって伸ばすことはできても，加齢によって低下するのである。

　一方，強みとは，客観的な指標によって評価するものではなく，主観的に自分に強い面があると認識することである。例えば，優しさや逞しさ，思いやりなどの強みである。これらの強みは客観指標で評価するものではない。テストの中には，心理テストのような個人の性格傾向を客観的に見るものもある。心理テストでは質問項目を披検者がどのように選択しているかによって，その人のパターンがある程度わかる。しかし，これは単に全体の中でその人のパターンの位置づけを知るためだけで，その人の個人特性の本質がわかるものでは決してない。心理テストの質問紙法で性格傾向を見たとしても，そこにあるのは個人が持つ本質ではない。

　ではどのように強みを知るのか。それは相手の良い点に気づく会話手法で試みたように，相手に指摘された良い点を主観的に自己とマッチさせることからである。「これが自分の強みなのか」と，ふと意識することから自分の強みとして知ることができるようになる。皮肉なことに，このように「ふと意識する」という自己の気づきはなかなか生じない。そこで実践を何度も繰り返すことが必要になる。

　こうした気づきは一人で模索しているよりも，コミュニケーションの中で気づき始めると比較的に容易に出てくる。友人との会話の中で，「へー，そうなの。あなたって，結構我慢強いね」と言われて，「え？」と自分を見直すこともあるだろう。今までそれほど自分が我慢強いと思っていなかったのに，人にそう思われていることもあるのだ，と自己を再評価する

> **自分の楽しかった体験から,強みへと連想するパターン**
> 1) この3カ月で,家庭や仕事関連で一番楽しかったのはいつ?
> 2) その時あなたは何をしていたの?
> 3) なぜ,それがそんなに楽しかったのか?
> 4) 自分のどんな強みが生かせて楽しかったのか?

図20 強みを見つけるコツ

からである。

また,こうした気づきは言葉によるコミュニケーションに限られるものでない。例えば,絵を描いていて,「あなたの色使いはいつも優しいね」とか,「筆のタッチに頼りがいを感じる」などと人から言われて,自分の強みに目覚めることもあるのである。

こうした他者とのコミュニケーションから気づくのは,ウェルビーイング視点によって視野が広がり,他者の良い点に目を向けられるようになっていないと何も気づかない。相手から言われた自分の強みに関する言葉を意に留めることができないからである。そこでまず,自分の強みについて意識的に反芻するトレーニングについて紹介したい。

1つは,自分の体験から強みに気づくアプローチである。その手順を**図20**に示す。

手順
1) この3カ月で一番楽しかったことを思い出そう
2) その時あなたは何をしていましたか?
3) それがなぜそんなに楽しかったのでしょうか?
4) その時に楽しかったのは,自分のどんな強みが出されていたからですか?

Q「手順を追ってイメージがまとまってきたら,あなたの強みをアピールするような文章を作ってください」

例えば,以下のような文章である。

1) 先日，会合で昔の友人たちの話が出ました。昔のことが思い出されて楽しかったです。
2) & 3) どうして楽しかったかというと，また彼らと会ってみたいし，最近どうしているのかを話しているうちに，久しぶりに同窓会をやろういう気分になったからです。そして，今年の夏休みにみんなで集まれるように一泊二日で温泉旅行を企画しました。
4) そういえば，こうしていろいろ企画するのがわたしは好きだったのです。
私の強みは「企画すること」です。

　このアプローチは，楽しいという感性的な体験で感じていた状況をあえて言語化する作業である。楽しい状況であるということは強みが引き出すからにほかならない。自分の強みを見つけるには，このワークを時々実施することである。1回きりのワークでは強みは広がらない。時々，これを繰り返すことで自分の持つ強みがわかってくる。そして，その明確な自分の強みを磨いて行くことにもなる。
　もう1つのアプローチは，言葉から強みに気づくアプローチである。
　Q「**図21**に取り上げた76個の単語を1つずつチェックしよう。そして，自分に親近感のある言葉に○をつけよう」
　Q「次に，○をつけた言葉から自分に最も親近感のある言葉を3つ選択しよう」
　Q「3つの言葉からどれか1つを選択し，**図22**のような文章を作ろう」

　図22では，選択した言葉を強みとし，その言葉から自分をアピールするワークである。例えば，「好奇心」を選択した場合は，その言葉を自分のアピールできる強みと意識し，「私が強いと感じるのは，好奇心です。いつも新しいことに興味を持っています。そして出会うとわくわくします」という文章をつくる。この手順では，直感的に親近感を得た言葉から，自

第6章　ウェルビーイング実践プログラムの解説　　95

```
安全    安定    自己実現   達成感    豊かさ    誠実    意味
   自信   知恵    余裕    変化    影響力    自然    教養    喜び
集中   新しさ   地位    秩序    利益    行動    お金    個性    援助
ユーモア   貢献    家族    自由    忠実    純粋    成長    活気    正直
挑戦    わくわく   冒険    可能性    承認    調和    責任    愛    競争
自立    独創性    名声    幸福    協力    進歩    忍耐    公平    専門性
   義理    親密    人間関係    創造    真理    芸術性    信頼    熱意
   優しさ    権力    決断    素直    発展    効率    正確    謙虚さ    成功
      美しさ    尊敬    平和    健康    プライド    評価    友情    所属
```

図21　76個の言葉

私が強いと感じるのは	私が強いと感じるのは
「好奇心」です。 いつも新しいことに興味を持っています。 そして出会うとわくわくします。	

図22　自分をアピールできる強みを文章に書こう

分の体験をイメージしていく。ここでは，親近感を持つ言葉と自分の強みとの親和性に無意識下で気づいており，それを文章化することではっきりと強みを言葉に意識化することである。

強みの気づき手法をまとめると，3つ挙げられよう。

1) 楽しかった体験から
2) 親近感を感じる言語から
3) 会話によって相手から言われたことから

意識的に自分の強みについて反芻するトレーニングとして，1) あるいは 2) に取り組むが，最初にどちらに馴染みがあるかは人によって違いがある。体験に親和性を持つタイプと，言語に親和性を持つタイプで，右脳タイプと左脳タイプの違いかもしれない。まずは，自分にあったアプロー

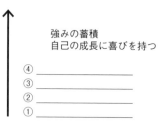

図23 「強みのノート」の記録

チで，1つでも多くの自分の強みに気づけるようにすることである。そして，日常生活の中で3）のアプローチによって，コミュニケーションの中での強みの気づきを増やしていくのである。

このように自分の強みに気づけるようになれば，次は「強みのノート」に記録していく。図23のように，「強みのノート」に記録することで，自分の強みが蓄積される。一度は気づいても時間が経つと忘却するのが人の生理反応でもある。折角，「はっと」気づけた自分の強みの言葉も，他事に気を向け，時間が経つと忘れてしまう。そこで記録が必要となる。気づいた強みの言葉は，随時記録していくことで，時間が経つと相当量の数になっていく。「強みのノート」には貯金箱効果がある。

さらに，重要なことは，日常生活において親しい人を失ったり，仕事でつまずいたり，つらい目にあったりなど，気分が落ち込んだ状態に陥った時である。こうした状況ではネガティブ志向となり，自責傾向にも陥りやすいが，「強みのノート」を開くと，視点が自分に対するウェルビーイング志向に戻る。過去に気づいた多くの自分の強みの言葉から，今回のつらい状況も何とかなるといった展望に誘導していくことができる。「強みのノート」は，こうした落ち込んだ時の奮起に，ノートに記載された記録を振り返ることから，自己再評価がなされ，正のサイクルの起動へと誘導できるのである。

強みの気づきがどうしても苦手なタイプの人もいる。それは内向的な神経症傾向のパーソナリティの人である。さらにうつ状態になっている人で

は強みの気づきアプローチには否定的で抵抗感が強い。しかし，視点を変えて強みの気づきに取り組むと展開が急速に開ける。それは逆境であっても乗り越えることのできる力であり，トラウマ後の成長（posttraumatic growth）についてのイメージングである。

　東日本大震災の時の日本人の反応を思い起こしてみよう。大災害で壊滅した地域での住民たちの結束，その中でも特に略奪行為がほとんど見られず，お互いに支え合う形で自らの忍耐力を生かして乗り切ったことである。また，3.11当日の大都会の東京での光景にも表れている。交通網の麻痺状況にあって，帰宅に際して誰一人として強引さは見られず，順序立って規則正しく並び，タクシーやバスを待った。歩いて帰る際にも列を乱すような個人行為はほとんど見られなかったという。ここでは礼節，秩序，思いやりなど多くの強みが生かされた。他国に頻発する極限状態での悲惨な略奪，非秩序が日本には全くなかったのである。これは日本人の持つ「つながり」の本質である。さらに，日本人には控えめな面が多いと言われるが，これこそ強みである。周りを見ながら，あまり目立ったことをしないことも強みといえる。そして，遠慮，忍耐，集団性，助け合い，勤勉，真面目，几帳面，他者配慮，自己優先しないなど，一見すると消極的な言葉も実は強みである。

　東日本大震災の時にこれらの強みによって，日本人がいかに苦難を乗り越えることができたかを思い起こすと，自分の中にもこれらの強みの要素を多く持つことが再認識できるであろう。こうした苦難の乗り越えにつながる強みの気づきこそがトラウマ後の成長である。内向的な神経症傾向のパーソナリティの人やうつ状態になっている人にも，トラウマ後の成長の視点からの自分の強みの気づきには取り組みやすく，「強みのノート」に蓄積もできるようになる。

　強みの蓄積は年をとっても続けられる。加齢によって才能は低下しても，強みは増える。10年前のノートを振り返った時，今の自分の持つ強みが増えていることを認識することで，自己の成長を実感する。ここに加齢へ

強みアプローチ	弱みアプローチ
強みを見つけ 磨きをかける	欠点を見つけ 修正する

図24　人生で成果を出す方法

の亡失感よりも成熟感（successful aging）を感じることで生きる喜びにつながる。

次に，人生で成功を収めるための視点について考えてみたい。ちょっとスケールの大きな話であるが，これについて考えることで再び自分の志向性に気づくだろう。

Q「もしあなたが人生で成功を収めるとすると，**図24**の2つのアプローチではどちらがうまく行くと思うか？」

1つは，自分の強みに磨きをかけるというアプローチで，もう1つは，自分の欠点や問題点を解決・修正するというアプローチである。

米国で以前，人生で成功を収めた人についてのアンケート調査がなされたことがある。人生成功者のタイプのうち，強みを伸ばすという強みアプローチと欠点を修正するという弱みアプローチにおいて，どちらが多いかという調査である。結果は100％の人が強みアプローチだった。

人生で成功を収めた人には，もともと，金銭に恵まれない環境や家族がいない環境，または学力が劣っていたり，何の特技も持っていなかったなど，取り柄のない状況でもあった人も多い。そうしたネガティブな状況の中で彼らが目をつけたのは，言うまでもなく，自己の強みであり，しかもそれに早くから気づいていたのだ。彼らが成功できたのは自己の強みに気づき，伸ばして成長できることを体験し，積極的に実践したからに他ならない。

例えばこんなストーリーがある．家族を早くに亡くし，学校にも行けず，学力では落ちこぼれ，物作りも不器用でよく馬鹿にされたという人の話である．こんな状況でも彼には1つだけ強みがあった．それは性格がとてもfriendlyであったことである．日本語では気さくというかもしれない．

彼と接すると誰もが人の温かさを感じ，「この人とまた会って話がしたい」という気分になったからである．彼はそうした自分の持つ強みに気づくと，人間関係を広げることに努力した．さまざまな業界に友人を作り，財界，IT，芸能，アート，産業，政界など絆をどんどん広げていった．その人間関係の広がりは，いきなり一匹狼で業界へ飛び込んでいくようなチャレンジではなく，知人からの紹介によってつながりを徐々に拡大していくものであった．これによって米国でのトップ100人に選ばれる程の実力者に成長したのである．

こうした話には，「そんなのは，所詮，米国のサクセスストーリー」とか，「米国人と日本人は性格も異なるから，日本人にはありえない」という見方があるかもしれない．そこには，強みの見方に既に偏見が生じている．

毎日の生活の中で，読者がやりがいを感じ，やる気を出して取り組むことができるのは一体どんな時か？ 自分の持つ欠点や問題点の修正を行っている時なのか？ それとも，やりがいを感じ，楽しく過ごせるのは，強みを磨いている時なのか？ こうしてみると，答えは見えてくる．強みを磨いている時，まさにその時にやりがいを感じ，ひたすら取り組むことができ，楽しくなるのである．強み，これがいかに幸福感を得ることに必要であるか，おわかりであろう．

達成目標4) 一所懸命になれることを実行し，達成感を得る

一所懸命になるとは，何かにひたすらのめり込むことでもある．こうした自分の姿をイメージングすると，絵画や彫刻，物作りに打ち込んで時間を忘れる姿とか，クラシック音楽を聴いて夜明けを迎えるとか，ひたすら

のめり込むという自分の姿をかなり高い水準に見るかもしれない。

　しかし，ひたすらのめり込むという姿をもっと気軽に捉えると，実は身の回りにこうした行動は多く見られる。ちょっとしたひと時でものめり込むことから，やり終えた時の達成感に浸ることができる。のめり込んでいる間は，時の経つのを忘れるほど集中して考えたり行動する。たとえそれが10分間でも物思いに耽ったり，体を動かしていたりすると，終了後の快感に浸ることができる。

　Q「あなたの身近な日常生活の中で，ひたすらのめり込むことができる行動にどのようなものがあるか？」話し合おう。

　まず，部屋の片付けを思い描くとわかりやすい。部屋の片付けというと，片付けた後の結果が整然としており，清潔感を感じることから爽快感も得られそうであるが，手法を誤ると逆効果になる。それはどこを片付け，どこまで行うかといったゴールを最初に明確にしないまま取りかかると，どこまで続けるか曖昧になり，行動を続けていても終了感が得られず，達成感には浸れない。片付けという作業にひたすら専念し，作業の終了後に達成感に浸るには，作業の枠を明確に決めて取り組まないと，期待した結果は得られない。

　つまり，スタートとゴールを明確にし，ゴールに至った時点で100％の作業終了意識を持てるようにすることが肝要である。ここでの視点は，片付けが主目的ではなく，ひたすらのめり込んで達成感を得るのが主目的である。こうした行動から正のサイクルの起動へと誘導できる。

　誰もが簡単に取り組むことができる片付け作業について具体的に挙げるといろいろある。例えば，本箱の整理。整理の基準は何であっても構わない。本の高さや色，用途，内容などで分類することで，他に，CDやDVDの整理も同様である。クラシック，ポップス，ジャズなどのジャンルや作曲家別，五十音順など，何か気に入った基準で分類していくことである。こうした分類作業には結構のめり込みやすい。気分よく振り分け，

時間とともに作業は着実に進行して，作業終了によってゴールインの充実感・達成感が得られる。その後しばらく気分の良さが持続する。達成感を得る目的で何かに取り掛かろうというモチベーションが出た場合，このような片付けは実行しやすい。そして，片付けの対象にできるものは身の回りには山のようにあり，達成目標の枠を明確に決めることで効果を得やすい。

　床の雑巾がけも達成感が得られる。雑巾がけのイメージは，何か汚くて心地いいものでないといった印象が多いかもしれない。実際に，「雑巾がけをしなさい」という指令で作業を始めることを考えると，「そんな汚いことをさせられて」といった嫌なネガティブなイメージがつくかもしれない。しかし，自分から積極的に取り組むと異なる。腰を屈めて，頭を下げて，両手で雑巾を前進させていくといった行動では，ある程度雑巾がけをこなしてからバケツで汚れた雑巾を洗うといった作業が単純に繰り返され，ある空間の雑巾がけが終了したときに達成感が得られる。それは雑巾がけをすることで，その前後の違いがみるみる明確になっていくことである。雑巾をかける前の汚れが，後に綺麗になっていくという客観的相違が，時間を経るごとに明確に認識できる。これが次の作業意欲につながり，作業の終了に至る。

　ただ，片付けとは状況が異なる。それは作業している時の体のしんどさである。腰を屈めて作業を続けていると，次第に疲れからきつくなり，「早く終わらせたい」と作業の残量を意識するようになり，雑巾がけの進行とともに着実に減っていく残量の認識から，次の作業意欲を高めることにもなる。「あと少し。あと少し」と雑巾を進め，「あー，やっと終わった」と意識された時を思い起こすと，その爽快感はしっかり意識できるであろう。

　達成感の効果が大きい行動としてジョギングもある。スタートとゴールは設定しやすく，取り組みやすい。例えば，公園を1周するジョギングである。1周約2kmの長方形の公園とすると，スタート地点をどこかに設定し，各コーナーに着いた時が一つの区切りとして認識される。走ってい

る時は，息が苦しく，胸も苦しく，足が重く，手もだるいといったしんどさを経験する。しかし，コーナーの区切りが大きなポイントとなり，「次の区切りまでは走ろう」といった目標設定が意識でき，次のコーナーまで走り続けるように頑張れる。そうしたコーナーについて，区切りごとに目標設定する意識を繰り返し，最後のコーナーを回ってからは，「あと少し。あと少し」とゴールまで走り切ることのみに専念できる。これは先ほど紹介した雑巾がけ作業に似ている。ゴールインした時の達成感は素晴らしい。呼吸と心拍のしんどさはあってもそれを吹き飛ばす気分の高揚が得られるからである。公園を1周回っただけという何とも単純な行動に過ぎないが，あえてその行動を，「走る」という体にきつい負荷を与える手法によって達成することで，気分の高揚に至る。

　また，何人か仲間の人たちと一緒にジョギングすることをイメージすると，共感も生まれる。後にゴールする人に対して「おー，やったね」といった，祝福の言葉が自然に出る。自分の達成感への満足から，その喜びを他者との共感へ広げようという意識が自然に生まれるからである。これこそが，幸福感の伝染ともいえる。例えば，全員がゴールし，再び輪になって，各自の記録を報告し，その気持ちを述べる行動を加えると，参加者から拍手によって「よく頑張ったね。次も頑張ろう」という褒め合いが生まれる。他者から褒められることによって，次へのモチベーションにもつながるのである。

　何かに一所懸命になると気分の高揚に至る効果については，ドーパミンやエンドルフィンという脳内物質の分泌が指摘されている。特に，ジョギングについては脳科学的にも実証されている。この脳内物質は脳の活動性や気分向上との関連があり，歩行よりジョギングの方が気分の高揚と達成感，モチベーションの向上に効果が大きいと言われる。これは，脳内のドーパミンやエンドルフィン濃度の上昇が，ジョギング後に急上昇することから実証されている。

　しかし，これ以外にも心理学的な根拠が示されている。これをポジティ

ブ心理学ではフロー効果と呼ぶ。何かに一所懸命のめり込むことは，チクセントミハイがフロー効果といった用語で幸福感の向上に寄与することをさまざまな実験心理学が実証してきた。何かにのめり込むフロー効果によって，片付けや整理をしたり，掃除をしたり，走るといった単純な行為でも，達成後の幸福感が得られると解釈できるだろう。

　また，1人でなく，複数で1つの目標に向けてひたすら打ち込むことを，共有フローという。

　Q「共有フローを引き起こす共同作業にどんなものがあるのか」話し合おう。

　一番は，何といってもスポーツである。試合に勝ったときのグループとしての達成感は格別である。他に，合唱やもの作りなども同様で，作品が完成した時に達成感を共有できる。自分の役割がほんのわずかなものであっても，作品の完成と同時に周りにいる人と共有して得る達成感が気分の高揚に至るのである。

　共有フローを感じる行動は，日常生活にあふれている。スポーツのように体を動かす行動でなくても，共同で取り組むという意識が高まるものもある。例えば，地域の祭りや地蔵盆，地域体育祭などである。地域行事として生活に組み込まれ，参加前にはやや煩わしさを感じながらも，一緒になって行事を盛り上げていくうちに楽しくなっていく。打ち上げの会で閉めるといったパターンはとてもうまくできた共有フローの在り方である。日本文化の地域行事の中に先人たちが共有フローによる幸福感の向上と共有をうまく取り入れたことを思うと敬服する。

　一所懸命になれる行動を継続し，目標レベルを上げる方法にステップアップ方式がある。山登りをイメージするとわかりやすい。例えば500mくらいの山に登ることを考える。京都で言えば，大文字山がある。比較的低い山なので，気軽に登ってみようという気になれる。そして，登り始めるが，途中から結構しんどくなり，休憩を何度も求めるようになる。

中には「どうしてこんなしんどいことをあえてしたんだろうか」と，山登りのチャレンジを後悔する人もいる。

しかし，かなり登った時点で見晴らしが良くなり，下界が広く見渡せるような場所に着くと，自分がかなり登ったのだという肯定的な評価が生まれ，あと少しで頂上にたどり着くのだということを実感できるようになる。そして，多少きつくても，最後の一踏ん張りで頂上に登り着こうというモチベーションが高まり，山登りを実行しきることで最終目標の頂上にたどり着き，その時点での達成感とその幸福感に浸ることができる。

ところが，この達成感と幸福感に浸っていられる時間はそんなに長くは続かない。すぐに幸福でいたことを忘れてしまう。欲求心理の耐性である。そこで次に700m級の登山計画を立てることで，同様の達成感とその幸福感を再体験することができる。そして徐々に，高さを上げて行くことから，3776mもの日本で最も高い富士山の登山にも成功する日が訪れる。これがステップアップ方式である。

人はそれぞれ求める目標が異なる。中には，キリマンジャロやヒマラヤ，そして最高峰のエベレスト登山を目標とする人もいる。しかし，すべての人が富士山やエベレストを登らなければならないのではない。大文字山の山登りを1年に1回することで，生きている素晴らしさを感じることのできる人たちもいる。このように自分に合った目標設定のコツをつかむことが，達成感を得る行動に取り組み，それを継続するために必要なのである。

これまで取り上げてきたように，一所懸命になれる行動が日常生活の中にいろいろある。個人ですることやグループですること，運動やものづくり，掃除等の単純な作業や生活習慣，地域行事，山登りなど，さまざまな視点で捉えることによって身の回りに限りなくあることがわかるだろう。中には，取り組みやすいものとそうでないもの，時間のかかるものとそうでないもの，準備が必要なものとそうでないもの，体力のいるものとそうでないものなどの見方もある。

こうした中で，達成目標3)自分の強みを思い起こしてほしい。自分の

強みを磨く時は楽しくなり，時間を忘れてのめり込めることである。そして，自分の強みを磨いて伸ばしている時が，最も一所懸命になれていること，そして結果として目標の達成感を得て，できた自分に対する評価も向上し，自信，成長へとつながって行くことである。

このように，強みの気づきを常に意識することと，一所懸命になること（フロー）をセットにすることで，幸福感の向上に効果がさらに出る。一所懸命に行う単純な作業を継続することが気軽に取り組めるため有用であるが，強みとセットにすることを意識して進めることも一層の効果が予想され，推奨される。

達成目標5) 感謝をする

「ありがとう」という言葉は，人から自分に対して何らかの恵みを受けた時に，感謝の気持ちを表すために使う。この捉え方によると，誰から恩恵を受けたのか，どんな恵みを受けたのか，どんな感謝のレベルなのかなど，物差しで測りだすと，どこからが「ありがとう」で，どこまでは「ありがとう」でないなどと，価値判断の基準が入ってくる。このように客観的基準で「ありがとう」の評価をしようとすると，「どこまでありがとうと言ったら正しいのか？」などと悩むこともある。どうしてこんなことになるのか。

これは，主観的な感謝の気持ちを客観的な基準で判断しようとするからである。さらに，ここには自分に何らかの恩恵がなければ感謝は生まれないという獲得欲求もちらつく。自分にプラスとなったのだから感謝するのだという見方である。

自分にプラスになることとは，自分への恩恵の意識である。この恩恵の意識を「良いこと」にまで拡大すると，達成目標1) ウェルビーイングの視点で見た「良いこと」の捉え方と同じである。身の回りのさまざまな自然や人との触れ合いの中に直感的な主観的評価を持つことで，些細なこと

であってもさまざまなものに「良いこと」を見出すことができる。こうして身の回りのさまざまなものとの触れ合いの中で，自分の感じた素直な気持ちを「ありがとう」という感謝の言葉に表現すればよかっただけのことなのである。

このように「ありがとう」という言葉を噛み砕いて行くと，昔の人々が何ともこの言葉を重宝していたかがわかるだろう。朝起きて，食事をとり，野良仕事や家業をこなし，寝るという，単調な1日のリズムと作業の中にも，自然への感謝の気持ち，食することへの感謝の気持ち，平穏で健康で過ごせたことへの感謝の気持ちなど限りない程の感謝がある。おそらく，彼らが感謝することで自らの気持ちが高まり，幸福感を得られることに気づいていたからだと思う。

こんな世知辛い現代社会の中に暮らしていて，そこまでの考え方はできないという人もいるだろう。やっぱりちゃんとした根拠がないと，考えの切り替えは難しい。そんな人に感謝がいかに気持ちを高めるのに役立つか，有名な実験心理学のエビデンスをご紹介したい。

ある心理学教室の実験である。日常生活の中で感謝した回数と幸福度の関連が調べられた。実験では，感謝できる出来事がいくつあったかを数えるグループと不満を感じる出来事がいくつあったか数えるグループに分け，10週間後の幸福度を比較している。その結果，感謝を数え続けたグループの方に幸福度が25％も高かったという。この結果は，日常生活で感謝を意識する方が不満を意識するより幸福度が高いことを示している。ただ，感謝の意識のみで効果があるのではなく，不満を意識しないことも必要かもしれない。

他にも，感謝によるさまざまな効果についての研究結果が報告されている。

感謝によって痛みが減弱するという報告で，痛みを伝達する神経回路が，感謝を意識することでブロックされるという。感謝によってエンドルフィンが分泌されることによる鎮痛効果と考えられる。

毎日つけてみよう

月	火	水	木	金	土	日
お母さん弁当ありがとう	お父さん携帯で連絡ありがとう	Aさん喫茶店に付き合ってくれてありがとう	お兄さん食事の準備手伝ってくれてありがとう	Bさん楽しい会話ありがとう	お父さん買い物ありがとう	Cさん一緒に食事ありがとう

図25　ありがとう日記

　また，感謝と長寿との関連については，米国の修道女の日記を長期間調査した結果，長生きできた修道女の日記に感謝の言葉が多かったという報告もある。

　最近では，感謝の気持ちを高めることでウェルビーイング思考が向上することも指摘されている。このように，感謝を意識することで幸福感が高まる根拠はとても多い。

　感謝の気持ちを高めるワークは，私が臨床の中で積極的に試みてきたポジティブ手法の1つであり，ありがとう日記がその代表といえる。**事例3**で紹介したように，よかったことを想起し記録することと「ありがとう＆よかったこと日記」をセットにして，外来患者の多くに勧めている。

　ありがとう日記の例を**図25**に示す。ありがとう日記は，その日に接した家族や友人との触れ合いに対して感謝の気持ちを抱き，言語化していく手法である。空欄があることで，何とか埋めたいという欲求も生じ，些細なことへの感謝の気づきにもつながる。誰にも会わなければ，ありがとう日記が書けないのかというと，決してそんなことはない。外界の刺激は限りなくあり，食事や物，音や色などの知覚，自然など，生きていく中で触れ合う対象に対して，感謝の気持ちは生じうる。そして，究極の感謝の気持ちは「あらゆるすべてのこと」に対してであろう。「今日まで生きてこられてよかった。ありがとう」という言葉が出るのが極みである。実際，100歳以上の高齢者の多くにこの言葉がよく出てくる。

ありがとう日記をつけることで，自己の触れ合う外界へのウェルビーイング視点が高まる。さらに，日記記録を継続することで，ウェルビーイング視点を日常生活に習慣性として組み入れることとなる。

　また，ふとつらいことが起こり，悲しみや怒りなどが湧き起こった時に，ありがとう日記を読み直すことで，自分のこころの温かさを再認識し，ネガティブ感情へのシフトを引き戻すこともできる。達成目標1）で取り上げた正のサイクルの起動である。

　しかし，ありがとう日記を長期間つけている人に聞くと，最初の頃のような気分の向上はなくなったという。

　Q「ありがとう日記を長期間つけていると，効果はなくなるのか？」話し合おう。

　日々に気づいた感謝の気持ちを，**図25**のようにわずかなメモで残すことは，ワークに取り組み始めた初期の頃には，気分向上の効果が大きい。特に，気分の低下傾向の人が試みた場合の方が，元気な人の場合より効果が大きい。これは，初期の気分向上の伸び率が大きいためで，ある程度伸びるとその後はプラトー（一時的に停滞する状態）となる。気分向上の変化から見れば当然の結果である。また，日記に記される内容がマンネリ化していることも一因である。快感刺激には耐性が生じやすいため，日記記載に慣れてくると初期の内容では気分向上にまでは至らない。

　Q「では，気分向上がプラトーになればありがとう日記のワークは無意味なのか」話し合おう。

　ありがとう日記を継続していることで，日々の些細な触れ合いの良さへの気づきは進む。直接的な気分向上効果はなくても，達成目標1）ウェルビーイング思考のトレーニングとなっていることが大きい。このことは，強みのノートでも推奨したように，物事の考え方や捉え方への偏りを是正する。そして，落ち込んだ時は奮起するために，日記やノートに記載され

```
○○さん，ありがとう。
わたしは，うれしかったです。
○○さんは，Ｘ月△日，私に＿＿＿＿＿＿を
してくれました。私がここまで成長できたのは
○○さんのおかげです。
あの時の私の気持ちは
＿＿＿＿＿＿＿＿＿＿＿＿＿＿＿＿＿＿＿
＿＿＿＿＿＿＿＿＿＿＿＿＿＿＿＿＿＿＿
＿＿＿＿＿＿＿＿＿＿＿＿＿＿＿＿＿＿＿
＿＿＿＿＿＿＿＿＿＿＿＿＿＿＿＿＿＿＿
```

図26　感謝の手紙を書いてみようワークブック

た記録を振り返ることから，自己再評価がなされ，正のサイクルの起動へと誘導できる。

　日記に記される内容のマンネリ化によって気分向上の効果が減弱するが，感謝の内容をもっと濃厚にすれば気分はまた上がる。感謝の手紙である。例えば，図26のように，「いつ」「誰に」「何を」「どうして」という要素を明確に想起し，手紙の形で言語化する。特に，読者がまだ直接「ありがとう」と伝えたことがない人を思い浮かべると感謝の気持ちが一層高まる。例えば，お父さんや，お母さん，息子さんや娘さんなどの家族宛に書くとより強く出る。

　Q「では，図26のように感謝の手紙を書き，声を出して読んでみよう。その際に近くに誰かいたら，その人と対面し，その人の目を見つめて，感謝する人をイメージしながら読んでみよう」

　いかがだったであろうか？　このプログラムを用いたセミナーでは，参加者の約25％の方に目に涙をためている姿がみられる。そして，「嬉しかった」とか「感激した」という言葉も出てくる。こんなに気分が上がるのはどうしてだろうか。

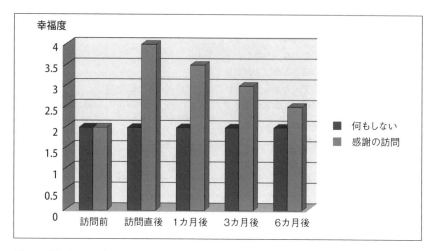

図27 「感謝の訪問」の効果

　実は，この感謝の手紙については，セリグマンが実験心理学で実証している。彼は感謝の訪問という課題を，対象の人に実施し，ほとんどすべての人の幸福度が上がったと報告している。感謝の訪問とは，**図26**で示したように，感謝の手紙を書いて，その人の元を突然訪問し，その人の前で，感謝の手紙を読み上げるといった課題である。

　感謝の手紙を読むという課題で，気分が上がり，感激するのは，感謝された側だと思われがちである。確かに，感謝されればその方の気分は高まり，感激に至るだろう。しかし，感謝した側の気分が高まり，その余韻が残ることにセリグマンは着眼し，感謝訪問の課題実施後の幸福度を調べた。その結果，幸福度は驚くほど高くなっていたことがわかったのである。

　しかし，その後はどうなったかというと，**図27**のように，徐々に減弱し，数カ月後には必ず元に戻ったという。つまり，幸福感は持続しなかった。これは忘却という人の生理反応による。生活の中で体験したさまざまな事象は，良かったことも悪かったこともほとんど忘却される。忘れることができるからこそ，過去にこだわることなく，前進して行くことができる。親族の死とその悲しみについても，時間の経過とともに薄らいでいく。体

験した多くの感動も同様に忘れていく。感謝訪問後に高揚した幸福感も時間経過とともに下がっていくのも当然なのである。

　しかし，このように感謝の手紙を読むことで，自分も相手もどちらも気分が向上するならば，身の回りに試みる機会がさらにあるということである。例えば，冷え切った親子仲や夫婦仲，友人関係などで試みれば，相互関係の改善が図れる。感謝の気持ちを直接伝える機会には，普段の生活の中で簡単には遭遇しない。思い切ってやろうという意気込みも，その場の雰囲気から尻込みして，止めてしまうこともある。それに何といっても，日本人は恥ずかしがり屋で，自分から感謝の手紙を書いて，読み上げるという行為は困難である。しかし，そうした心理特性や状況を相互が理解しながら，感謝の手紙を読むことが遂行されれば，遂行しにくい課題にあえてチャレンジしてくれたという気持ちが読まれた側に生まれ，突破口のように相互の関係改善が進む。実際，臨床でもこの手法によって夫婦仲が改善したケースが多くみられる。

達成目標6）無欲な親切行為をする

　親切というと，これまでの人生の中で数多くの経験があるだろう。その中で，見返りのない親切を行ったことはあるだろうか？

　社会生活を送る上でのマナーとして，親切行為を行ったり，あるいは親切行為を受けたりした場合，その親切行為にはお礼の反応が必ず伴う。親切行為にはお礼がつきものだという反応の公式を意識していると，せっかく親切にしてあげたのに，相手の対応に不満だと感じてしまうこともあるだろう。ここで満足を感じるか不満を感じるかは，自分の行った親切行為によってではなく，相手から出てくるお礼の言葉や雰囲気によって規定されてしまう。

　日常生活の中で，単純にバスや地下鉄のシートを譲った際にも，「ありがとう」という感謝が返ってこないと，何か気分を害してしまうことにも

なりかねない。

　Q「では，人に見返りのない親切をするという捉え方，つまりお礼を期待せず一方的に親切行為を行うことはできないだろうか？」話し合おう。

　親切行為とは，自分の行動によって受ける恩恵を，自分自身ではなく，他者に施す活動である。ボランティア活動とか慈善活動もそれにあたる。ボランティア活動や慈善活動は，直接の恩恵を自分に求めるのではなく，他者に求める施しで，その活動そのものに対する報酬はない。
　自分自身が楽しむ活動では，その活動につぎ込んだ投資がそのまま自己への恩恵に変わる。一方，ボランティア活動や慈善活動では，その活動につぎ込んだ投資が自己への恩恵とはならず，他者への恩恵になる。このどちらの活動でも満足感は得られるが，メカニズムは全く異なる。

　Q「では，どちらの場合に満足感が長く続くと思うか？」話し合おう。

　満足感の継続性は，他者への施しの方が長く続くと言われる。自分が楽しむ活動では，一過性の大きな快感，満足感が得られるが，一定期間が過ぎると快感，満足感が減退し，長期には続かない。一方，他者への施しの行為では，減退速度は緩く，比較的長く，快感，満足感が持続する。
　自分の身に生じる快感，満足感の中でも一過性の典型として，金銭取得がある。宝くじが当たったり，ボーナスが入ったりなどである。特に，あまり金銭のない状況で金銭取得が生じると，一気に快感が走る。
　ところが，ある程度お金を持った状態で金銭取得があってもさほど快感は生まれない。かなりの高額取得でないと，快感には結びつかない。行動経済学で指摘されているように，これまで所持していた金額と取得金額のバランスによって主観的な満足感が生じるためである。金銭に恵まれない状況にいると，たまたま得た少額金でも喜びは大きいが，定期的に獲得できていると，そうした充足感は消失していく。さらに充足感を得るにはより高額でなければならない。

この心理反応に似ているものに，覚せい剤などの神経刺激薬がある。初回に得られた快楽が，持続使用で得られなくなり，使用量が激増していく。すなわち，刺激を重ねるにつれて，神経の「耐性」機能の反応閾値が上昇するのである。脳科学で見ると，報酬系を担う回路ではドーパミンが主に伝達物質に関わっていることが，満足感が一過性であるという事実を証明するだろう。
　一方，他者への施しによって満足感が継続するメカニズムは異なり，オキシトシンという伝達物質が関与するといわれる。これによって，持続性快感や親近感，絆も強まるといわれる。
　Q「宝くじが当たると幸せになれるのか？」

　米国の調査で高額な宝くじを当てた人の幸福感がほとんど一過性で，その後何もしなかった人の幸福感は衰退したといわれている。取得したお金を使いたいだけ使っていると，それによって得られる快感や喜び，楽しみへの主観的感情が減弱する。快感耐性が生じるのである。さらに，自分のお金を狙う他者への不信感や恐れが加わり，日々の生活への幸福感は消退していく。
　ところが，幸福感が継続している人は，欲求を自ら別の活動に変えている。それが他者への施し，すなわち見返りのない親切行為なのである。彼らは，大金取得後に，満足感を金銭獲得欲の充足にいつまでも求めることなく，寄付やボランティア活動資金へ切り替えている。これこそが他者奉仕の欲求達成感である。
　そして，こうした満足感は自分自身の楽しみを追い求める姿勢よりもむしろ，他人の幸せを考える姿勢の方が強く生じ，実行した慈善活動をお互いに話し合うことで，さらに満足感が長続きするともいわれる。
　このように見返りのない親切とは，他者奉仕によって欲求達成感を得る見方で，利他主義という。この利他主義によって，主観的に満足感，幸福感が得られるが，こうした主観的行動には，物品や金額を奉仕することよ

りも，むしろ時間や手間を掛ける奉仕により強い満足感が得られる。

　親切行為に関する心理学的な実験報告がいくつかある。日本人女性を対象にした実験で，毎日，親切行為をノートに記載することを1週間続けた結果，親切行為の多かった群に幸福度が高く見られたという報告がある。米国の調査で，ボランティア行為が習慣化されている人は，されていない人に比べて，幸福感や人生満足度，自尊心，人生のコントロール感覚などが高いことも示されている。ボランティア活動をすると死亡率が下がるという指摘もあり，遺伝子DNAの老化が親切行為によって予防されるといわれる。通常，持続性のストレスによってDNAはダメージを受けて，老化を早めるが，親切行為によってダメージを受けることはないという。他に，親切行為はうつ病治療にも良いことから臨床で使われており，脳の持つ神経可塑性の性質から，親切行為を繰り返すことで脳がスパイラルに活性化され，親切行為へのモチベーションがさらに上がるという。

　このように，見返りのない親切を日常生活の中に組み込むことによって，明らかに幸福感が高まるであろう。ただ，義務的に行うのでは，他の手法と同じく，おそらく効果は期待できない。見返りのない親切が，自然に出てくるような過ごし方が大切なのである。

達成目標7）目標と価値観を明確にする

　Q「まず，あなたの明日の予定について思い起こしてみよう」

　例を挙げてみたい。主婦が1日を過ごす例である。

　午前中に，仲間たち3人と喫茶店で会って1時間程話をする。次に，今晩と明日の食事の材料をスーパーで買う。午後は，図書館に行って本を借り，読書を3時間程する。夕食の仕度をする。

　「なんだ，こんなことはいつもやっているし，なんの意味があるのか」と思われるかもしれないが，毎日必ずこうした具体的な行動を組み込んで

いるだろうか．何をするかを初めに決めず，結局何もせずに「ぼー」と過ごしてしまうような毎日を繰り返さないためにも，身近な行動を具体的に組み込むことが必要である．これが，1日にすることを具体的に決めるという，短期目標の設定である．1日ずつの短期目標を設定し，それを毎日達成できたかどうか振り返る．つまりここでは，短期目標の具体的内容に関する意義よりもむしろ，目標を達成できたかどうか自己評価することが重要なのである．内容が何であれ，目標達成できたと自分を肯定できることが重要である．

　例示した主婦の，スーパーに買物に行くといったことに意義があるのもこのためである．スーパーに買物に行くという自らの行為を肯定し，達成感が得られていれば十分である．買物に行くだけでは達成感など得られないと思うのは，買物を曖昧に捉えているからである．買物に行って，帰宅しても，課題を終了したという気になれないのは，買物という自分の行為がはっきりしていないからである．

　例えば，買物に行く際に，メモ用紙に必要な物を書いておくと，すべて揃った時に「ほっ」とした気持ちになれたことがあるだろう．今晩の食材を買いに行くという目的が決まっていれば，具体的に何を買うのかメモ用紙に書いておくと，すべての食材を買い揃えた時点で，課題を達成したことになる．この時点で得られた小さな達成感こそ重要である．小さな達成感を積み重ねることで，1日が満足したものとなっていく．

　こうした日常生活の自分のさまざまな行動に対する達成感と満足感が，頭の中で無意識的になされることが理想であるが，買物のメモ書きのように文字や数字として取り出しながら評価することも効果がある．これは，無意識的に行われる行為を明確に記録として残すことで，外在化という．外在化によって自分の行動を客観的に評価することができ，どれくらい課題が達成できたかを振り返ることができる．ここで推奨されるのは，自分の行った行動を肯定していくことである．買物のメモ書きで，かごに入れた物を線引きして消去するのも同じで，課題の達成を一つひとつ，肯定し

ているのである。

それでは，ここで短期目標設定のトレーニングをしてみよう。

Q「あなたの身の回りにあることで，今日からすぐに取り上げることのできる課題を具体的に整理しよう」

読書で何ページまで読むか，散歩やジョギングで何分動くか，買物で何を買うか，買物でどこに行くか，友達と会って話すのにどこで何時間ぐらい過ごすのか，来週提出するレポートのために何を今日行うか……など。人それぞれであろう。

では，こんなことを設定した人はいないだろうか？　今日の午後は曲を微かに流しながら，「ぼー」としていようといった「何もしない」という課題である。これも実は課題の１つである。この課題としての「ぼー」と過ごすということは，目的無く過ごすこととは意義が全く異なる。それは何もせず過ごすことを目的としているからで，そのように過ごせた自分を事後評価し，達成できればそれで十分意義がある。極端な例のように見えるかもしれないが，とにかくその日の課題が何であるかを意識することが重要である。

次に，その自己評価である。「あー，今日もできなかった」「今日もだめだった」というように，できなかったことに目を向けることが多い。

Q「あなたはどうだろうか？」話し合おう。

達成できたというように肯定することが重要だったはずが，できなかったという否定をしていては，気分は向上しない。ここには，自己評価の在り方に問題がある。達成目標４）一所懸命になれることを実行し，達成感を得る，というところでも同じことを指摘した。目標の設定を理想水準にしていては，なかなか達成感が得られない。最初は低くしておくことが必要で，ステップアップして行くことで最終目標に到達できる。

今回の短期目標の設定でも同じである。低めに設定することで，自己評

価した際に達成度が高く得られる。これから始めようという人には，とても良くできたという◎，できたという○，いまいちだが何とかやれたという△，できなかったという×の4種に評価する手法を勧める。0%から100%まで10%ずつ振り分ける，%評価も認知行動療法ではよく用いられるが，数字にこだわる人には前者の方がむしろいい。それは%レベルではなく，○であればいいと「肯定すること」が最も重要だからである。%評価では，60%で達成であるが，100%にはまだ達していないという，未達成感が残ることから，主観的に「だめだった」というイメージとなっては効果が出ない。未達成感から次へのモチベーション向上につなげるためには，未達成を意識しているよりむしろ，達成できた部分を意識し，次の目標設定に意識を向け，モチベーションにつなげることが必要である。とにかく，「まあ，これくらいでいいや」という，6割評価ができることが最もいい。これがポジティブな肯定なのである。

1日の短期目標設定において，もう1つ重要なポイントがある。それは課題を実施する際の人との関わりである。どこでの誰との関わりによる課題なのかについて考えてみると，課題も大きく分類される。

Q「あなたの課題の種類について，どこで，誰のために，という視点で見ると，どんな種類に分けられるのか？」話し合おう。

毎日の課題に対する意識についてみると，次の4つの分野の課題に分けられよう。課題としては，1）仕事のこと（主婦の場合は家事），2）家族のこと，3）趣味などの自分の楽しみ，4）仲間付き合い，といった4つの分野である。

Q「これを円グラフにしてみると，各分野の比率はどうなるか？」ただし，これは直感で構わない。実際の作業時間ではなく，課題の重要さとして意識される割合である。

毎日の課題として仕事しか見ていない状況とは，**図28**のように，円グ

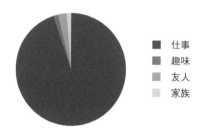

図 28　生活の中での意識の円グラフ　うつになりやすいタイプ

ラフの 80% 以上が仕事で，他には 20% ほどしかないことである。この状況が続いていると，最も比重の高い分野でつまずくと，他の分野への意識の切り替えができず，仕事をこなせない無力感からうつ状態になるきっかけにもなる。

　もし，仕事でつまずいても，家族との団欒があり，自分の趣味で気が紛れ，仲間と話ができていれば，意識や視点を柔軟に転換することによって，モチベーションが保たれ，当初の問題解決への糸口にもなる。こうした意識や視点の転換は，家族や仲間との衝突があった時や，趣味で失敗した時のように，別の分野でのつまずきでも同じである。

　こうして考えると，具体的な課題の設定も一つの分野に限定せず，**図29** のように，各分野をバランスよくとることが，ストレスコーピングに適していることがわかるであろう。

　短期課題を設定し実行することは，現実志向性を伸ばすには着実な手法で，日々遂行するに適している。一方，時々ふと自分の人生について思いを巡らし，自分の人生目標とは何なのかと考えたくなるひとときもあるだろう。

　そこで，ここでは人生目標について考えてみたい。

　自分の人生目標について考えるなんて，そんな大層なことはやりたくないと，すぐに回避したくなる人もいるだろう。しかし，この実践プログラムを試みることで,人生目標という崇高すぎて手の届かないような課題が,

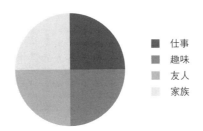

図29　生活の中での意識の円グラフ　健康タイプ

短期課題設定と同等のレベルの気軽な取り組みであることに気づくであろう。そこで一度，実践課題だからやってみようと割り切って，このひと時を読者の人生目標について考える時間に充ててみよう。

　まず，状況の設定である。あなたが明日には死ぬかもしれないという状況をイメージしてみよう。死ぬ原因や理由を考える必要はなく，ただ，明日にはもう命がなくなるという設定のみである。こうした状況がイメージできたであろうか？　次に，あなたの家族でも友人でもどなたでも構わないので，身の回りの知り合いを思い浮かべよう。

　Q「この知り合いの人に伝えたい，あなたの人生への思いを書いてみよう」

　人生への思いは書けただろうか？　人生への思い，と言われると，一気にとんでもない大変なものというイメージが湧くかもしれないが，ここで実践してみると，比較的気軽にイメージできるようになる。

　では何を書くのか？　遺産などのお金の問題や，やり残した仕事，残した家族の将来など，人によって限りない程の内容があるだろう。このワークでは，これまで生きていていかに良かったかを，具体的にすぐ書けるかどうかが，幸福感を高めるのに非常に有効なのである。

　生きていていかに良かったかについては，2つの側面から捉えられる。1つは自分の主観的な生きがいで，もう1つは他者からの評価である。こ

れはどちらの面でも構わない。自分が生きていていかに良かったについて，直感的に捉えることができればそれでいいのである。

　2つの側面の捉え方については，各人の性格によって異なる。自己を中心に行動できる人と，他者に配慮しながら行動する人とは異なる。自己を中心に行動できる場合は，生きがいを主観的に感じることができる。自分が行動してきたこと，言及してきたことを自己達成感として評価し，自分の周囲にも「あいつは良いことをしてくれた」と思われたと，還元的に自己を意味づけることができる。

　一方，他者に配慮しながら行動する場合は，まず自分の周囲に「あいつは良いことをしてくれた」と評価されることで，自己の存在価値を二次的に意味づけ，生きていて良かったという主観的感情に紐付ける。どちらのパターンであっても，その結果，自分が生きていて良かったという，自己存在価値そのものが得られる。

　そして，この自己存在価値，つまり生きがいは，漠然としたものではなく，具体的に記載できることが必要である。漠然とした印象では，ちょっとしたきっかけ，例えば，仕事や家族トラブルでのつまずきから，一気にネガティブな印象に急転することがある。しかし，具体的な生きがいとして，特に言語化ができていると，多少の身辺トラブルであっても，その自己存在価値が揺らぐことはない。生きがいを具体的に記載する手法が，人生への思い記載なのである。

　このようにして自分の生きがいが明確化されてくると，人生目標が見えてくるだろう。今後，自分がどのような目標に向けて生きていくかである。

　この人生目標とは，短期目標設定とは意味が異なり，将来に向けての目標であり，夢でもある。山登りに例えると，近郊の山頂に時々登るといった，現実志向とは異なり，エベレスト山でも登れたら素晴らしいといった夢でもある。しかし，この夢を持つことが極めて重要で，夢に向かって進むうちに，夢が実現したというケースは数えきれないくらい身近にある。

　この夢実現の手法として推奨されるのが，5年後，10年後あるいは20

年後の自分の振り返りである。これはこれまで自分の歩んできた道の軌道修正でもあるが，それ以上に，自分が克服し，達成できたことへの自己評価である。

　人生目標をこのように見ていると陥りがちなのは，人生の目標設定をいつから行ったらいいのかわからないといった意見である。この回答は，自分であえて目標達成のための時間を作らない限り，いつまでたっても達成への道のりは始まらないということである。いつ始めるのか？「思い立ったが吉日」とか，「それは今でしょ」，こうした先人たちの言葉がその本質を捉えている。

　楽しむための時間も，時間ができたら楽しもうでは，いつまでたっても楽しめない。まず，すぐに始めることである。そして，自分がさらに求めるものが何なのかに気づくことである。このプロセスを繰り返す中でどんどん自分が成長し，幸福感が高まっていることに気づくであろう。

達成目標8）自己評価を肯定的に行い，自分を好きになる

　達成目標7）目標と価値観を明確にするにおいては，自分の人生目標を求めていくと，目標の理想化にぶつかる。これには一長一短あり，ステップアップ方式で進めていくと着実に成長し，最終的に自分が当初描いていた理想像にまで到達することも夢でない。しかし，常に現実と理想像とのギャップに目を向けていると，自己の無力感に思い悩み，落ち込みとモチベーションの低下に至ってしまうことも多い。ここでは，**図30**のように，理想像と自分の現状とを振り返った時，普段からどこを見ているかによって大きく異なる。まだ，目指したいレベルまでとても到達しないという未達成感からの否定的自己評価なのか，あるいは既にここまでは伸びてきたという肯定的自己評価なのかで，次のステップへの取り組みに対するモチベーションは全く異なる。

　達成目標4）一所懸命になれることを実行し，達成感を得る，でも取り

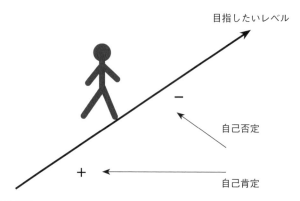

図30 自己成長を知る

上げたように，山登りの場合に中間点で外界を展望し，今の自分がかなり上まで登ってきているという認識によって，達成感から気分が向上し，次はいよいよ頂上を目指すというモチベーションが高まる。日常生活では，こうした心理のメカニズム（**図12**）にうまく乗っていくことが賢明である。例えば，10年後に自分を振り返る際にまずどこに着眼しているかである。**図31**のように，この10年間でここまで伸びたという認識が最も重要である。これが自己成長であり，成長していく自己イメージが描けることで，自己そのものを肯定できるようになる。一方，いつも理想像を意識し，現状とのギャップに目を向けていては，客観的に見て10年間で相当なレベルまで成長していたとしても，主観的には達成感が得られず，自分が成長していく姿にも気づかず年を重ねていくことになる。

こうした自己成長に目を向けた振り返りを，10年後，20年後，30年後……と行っていると，自分の人生そのものの肯定につながり，「生きてきてよかった」という気持ちにもなる。

Q「こうした自己評価を続けている人に，自分のことが好きかと聞くとどのように答えるだろうか」話し合おう。

自分が好きだということについて，それはナルシストだからだと，蔑視

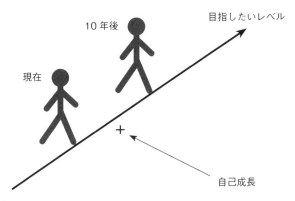

図31 自己成長を知る

する見方をよく耳にする。自己愛というフロイトの心理学用語もあり、ネガティブな意味で用いられているからである。フロイトの心理学が元来、人の中にある問題点、欠点を明らかにし、解決するという、病理学的立場を取っているので、そこで用いられる自己愛という用語がネガティブな要素を含んでいるのは仕方がない。

　心理学以外にも、自分を好きになるなんて自惚れているとか、自分を甘やかさず厳しくなければならないなど、自己啓発を含めて一般的に用いられる場面では、自分を好きになることに対してネガティブなイメージがつきまとう。こうした捉え方には一理ある。これまでの歴史の中で、自分に甘く、自惚れ、傲慢に生きていた先人たちに偉人はおらず、むしろ自分に厳しく、謙虚で、つつましく生きてきた人が尊敬に値するといった教育がなされてきたことである。

　こうした道徳というか、社会通念ができると、自分を好きになるといった概念そのものに否定的なベールが被せられてしまう。自分を好きになるという主観的な気持ちと、自惚れや奢りとは、本来全く異なった意味であるが、ネガティブな要素がどこかに一点でもつくと、関連した言葉にどんどん拡大してしまう。こうした現象は、日常の中で嫌なことがあると何でもネガティブに捉えてしまうといった、思考パターンと同じである。

本来，自分を好きになるとは，単純に自分のことを肯定できているということである。つまり，これまでもいろいろな視点で取り上げてきたように，ポジティブに自分を見つめられるということである。自分の人生に対して，達成目標1) ウェルビーイング視点で見ることができるようになると，「自分を好きである」と言うこともできるだろう。そこに，達成目標7) 目標と価値観を明確にする，でも取り上げた，自分が生きていて良かったという生きがいに目が向けられていれば，さらに自己肯定感が高まり，主観的に「自分を好きである」という自己評価にもなる。

　会話を基本としたコミュニケーションを進めると，お互いに知ることが増えてくる。それはお互いのプライバシーについても話し始め，相互に理解が深まるからである。時には，自分の良さを指摘されることで，自分がこれまで気づかなかった長所を発見することにもなる。これが自己再発見である。
　一人で過ごしていてもなかなか気づけなかったことが，コミュニケーションを取ることで気づくことができる。こうして拡大してきたものが自己再発見と言える。このコミュニケーションは，さまざまな人との関わりで生まれる。これを対人コミュニケーションというが，拡大解釈すれば，対象を人だけでなく，動物や自然などにも広げられる。つまり，自然との触れ合いの機会を持つことで，自分の良い面を発見できる。
　自分の良い所を発見するツールとして，推奨するのが**図32**の自己再発見ノートである。これは自分がどんな良い面を持っているのか，いろいろな面から振り返って発見するノートで，強みのノートに自分の強みを記録する際にも役に立つ。
　自分の良い所といってもすぐに思い浮かびにくい。そこで切り口を変えた視点で自分を振り返ると，意外に見えてくる。漠然としたイメージで振り返るのではなく，できるだけ具体的に焦点を絞って振り返るのである。
　例えば，時間の軸で見る。過去のこと，現在のこと，これからのことで

```
自分再発見ノート
・どんないい面を持っているのか？
  1) 時間の軸：過去，現在，今後
  2) 気分の軸：苦しい時，不安な時，楽しい時
  3) 対人関係の軸：友人と，家族と

・どんな夢をもっているのか？
  どんな自分を，どんな家族を，どんな地域を
  そして，社会貢献，生きがいへ
```

図32　自己再発見ノートをつくってみよう

振り分ける。さらに，気分の軸で，嫌な時であるか，楽しい時であるかを振り分ける。そして，対人関係の軸で，仕事仲間との時か，友人との時か，家族との時かと分ける。具体的に振り返るには，このように3つの軸を組み合わせて，どんな状況の時に自分の良い面が出たのかを振り返る。

　自己再発見ノートをつけていると，自分の良さや自分の強みにも気づく。自己再発見ノートをきっかけに，過去に体験した，人との関わりの中で楽しかった状況から自分の良さを振り返ることができる。こうして自己再発見ノートをつけていると，自分の強みも結構増える。自己再発見ノートをつける習慣が勧められる。自分の良さ，強みが広がり，自分の世界が広がって行くことは間違いない。

　自分の良さが幾つか見えてきたら，一度文章にしてみるとより明確になるだろう。こうした外在化によって，「自分のこんな点はいいかもしれない」といったもやもやしていたことがはっきりしてくる。

　　わたしは，＿＿＿＿＿＿＿という自分が好きです。
　　わたしは，＿＿＿＿＿＿＿ができる自分が好きです。
　　わたしは，＿＿＿＿＿＿＿という自分が嬉しいです。

　空白部分に，具体的なことを入れてみると，自分の好きな面が見えてくる。

自分の好きな面がイメージとしてまとまってきたら，面接の状況を想定して，今度はアピールすることである。

「自分には思いやりがあって，自分でも好きです」とか，「自分には繊細な面があって，自分でも好きです」とかである。人とのコミュニケーションにおいて，すぐに自分の好きな点がアピールできるようになると相手の好感度が増す。

このように自分の好きな点が増えてくると，きっと自分の全体が好きになってくるだろう。

Q「では，自分が好きになってきたらどうなると思うか？」

何といっても，毎日が楽しくなることは間違いない。それは，自分の周りの環境との触れ合いの中で，いつも自分の得られたことに意識が向き，「良かったな」と，主観的に感じられるからである。そして，ちょっとした環境の変化に対してポジティブな気分が出てくる。これこそが感動である。自然や人との触れ合いの中で素直な感動が得られる。例を挙げればきりがない。

冬の日々を送り，寒いと感じていた木枯らし，ふと道端の木に目をやると，木の芽が膨らんでいる。そうか，2月になると木の芽も膨らむのだ。

バスに乗っていて，赤ちゃんを抱いたお母さんが座っている。ふと，赤ちゃんを見ると目が丸く，ちらっと何か笑ったように感じた。そんな気持ちでお母さんを見ると，お母さんにも笑顔が感じられた。

夕食の時になった。家族がみんな一緒にテーブルに着いた。「いただきます」と言って，食べ始めた。今日は，大根の入ったみそ汁と，がんもどきに茄子の炒めものだ。「茄子がおいしいね」と言うと，妻も美味しそうに箸を進めた。

このように読者の周りには，ちょっとした感動の材料が限りなくある。そして，そんな見方のできる自分を振り返ってみると，昔は息の詰まるような日々を過ごしていた自分が，今はこころにゆとりを持って生きている

気がする。そうか，自分も変わってきたのだと，自分の成長に気づくこともできるであろう。

そして，この成長して行く自分と日々の生活から，充実感が得られ，生きていることの素晴らしさが感じられる。生きていてよかったと，素直に喜びも感じられてくるのである。この喜びの気持ちに感謝が伴うのも自然の流れであり，これこそが幸福感といえるのである。

さらにこの幸福感は自分だけに収まらない。自分の周りのみんなも一緒に幸せでありたいという思いが伝わっていく。好きになるのは自分だけではない。自分のまわりのみんなが好きになってくるのである。

達成目標9）人との絆を広げ，コミュニケーションを拡大する

Q「あなたが今，お茶を飲もうと，お茶の入った湯飲みを手にした情景を想像しよう。あなたはその時，誰かとつながりを持っただろうか？」考えてみよう。

一人で飲んでいるので誰にもつながっていないという人もあるだろう。しかし，横にご主人がいて，彼が冷蔵庫からお茶を出した時に，読者にもついでに湯飲みに注いでくれたとしたら，そこにはつながりがある。さらに，このお茶は誰が買ってきたのか？　そして，誰が売っていたのか。

このように湯飲みに入ったお茶一つとっても，そこには数えきれない程のつながりを誰もが持っていることがわかる。お茶を作った人，お茶を生育させた人，水を飲めるようにした人，湯飲みを作った人，湯飲みの材料となる土を山から掘り起こした人など……。

自分は孤独だ，誰ともつながりはないと言っている人は，そのつながりに気づいていないだけである。気づこうとしない人もいる。自らシャッターを下ろして，1人で引きこもり，つながりを切っていくからであるが，1人でお茶を飲む状況を振り返ると，つながりが切れていないことに気づく

だろう。

　読者にも，孤独感からふと寂しい気持ちになった時，こうして振り返ることを推奨する。自分の周りには大勢の人がいることを再認し，自分が1人で生きているのではなく，大勢とのつながりによって生きていること，自分もその1人であることに気づくのである。こうした人と人のつながりが絆なのである。

　絆によって，自分1人だけでなく，周りにも幸せ感が広がることを経験されたことがあるだろうか？

　イギリスの実話に「花のおじさん」という，イギリスのマスコミに取り上げられて大評判になった話がある。これに似た話は各地にあり，それぞれの話に感銘するところがあった。そこで今回紹介する話は，いくつかの話を織り交ぜて脚色した。この話によって読者が絆の力についてイメージできれば意義はあると思う。

　ある町におじいさん（Aさん）が住んでいた。彼は長年の勤めを終え退職したので，退職金をある程度手にすることができた。「このお金を何に使おうか」と，彼は考えたのだが，元々彼はガーデニングが好きだったので，自分の家の庭に花を植えようと決めた。それまで家の庭は割と広かったが，手をかけていなかったので雑草がいっぱいであった。そこで彼は毎日こつこつと庭を整備し，種や苗を植えて花壇を次々に作っていった。

　半年も経つと，花壇に美しい花が咲いてきた。さまざまな色の花が咲き誇り，見事な花壇に変わっていた。近所の住民はもちろん，通行人もその花壇を見ては，気持ちよく過ごした。当然，そこには彼との会話も生まれ，彼も庭を見てもらうことに誇りを持っていった。ご存知のように，イギリス人は素敵な庭を人に見せることに誇りを持っており，こうした気持ちをお互いにくすぐることに喜びを感じていたのであろう。

　彼の隣にも，同じ年代のおじいさん（Bさん）が住んでいた。会社勤めに行っている頃は，お互いにあまり親しくなかったという。近所付き合いも形式的で，挨拶言葉を交わすくらいだった。そんな隣人が，彼の庭に美

しい花が咲き，多くの人が集まるのを見て，自分も始めたいと思うようになった．自分の庭に種を撒き，苗を植えて，自分流の庭にしようと考えたのである．

数カ月後，Bさんの庭にも綺麗な花が咲き，近所の人が集まるようになった．彼もそうしたひと時がとても楽しくなってきた．しかし，Aさんの庭も美しく，人が集まり，自分の庭にも人が来る．よく見ると，同じような花が，同じように植えてある．そんな光景に何か不自然さを感じたという．

そんなある日，Bさんは隣のAさんを訪れ，こんなことを提案したのである．

「お互いに，家の庭にきれいな花壇を作っているのですが，一つにまとめてもっと素晴らしい花壇を作ってみませんか？」これを聞いて，Aさんもすぐにこれだと感じた．「一緒にやりましょう」と．それからは毎日，お互いの庭を1つにまとめたプランを出し合った．そして，数カ月後に素晴らしい庭が完成したのである．近くの町から大勢の人が，見学に訪れるようになった．

その後，地元の新聞にも取り上げられるようになると，こうした花によるつながりに憧れて，われわれの地区でもやってみようといった機運が高まったのである．そして，この町では至るところに花が植えられるようになった．外からこの町を訪れた人は，花の光景と香りに圧倒され，「何て美しい町なのだ」と，胸を打たれたという．

その後数年経って，この町が花の町になった経緯が，テレビで紹介された．最初の1人が始めた花の庭が，隣人の共感で広がり，そこに生まれた連帯感から，町全体が花を求めるようになり，素晴らしい花の町になったというストーリの展開が報告されたのである．

話はここで終わらない．その後，われわれの町でも花を植えようとか，花でなく小物のデコレーションの町にしようとか，童話の町にしようとか，それぞれの町がその特性を生かして町づくりを拡大していったのである．

Q「このエピソードを読んであなたはどのように感じただろうか？」

　実は，このような話は珍しいことではない。身の回りには同じような話が多くあり，昔から地域コミュニケーションを豊かにするために，地域住民がいろいろと策を練ってきたという。そうしたさまざまなプランによって，成功した地域が数えきれないほどある。

Q「ここで考えてみよう。成功例に共通するものに何があったか？」

　共通するものとは，プランを始める人が何といっても楽しさを基本に据えていることである。花を植えるなど，プランを実現するための課題を行う際に，その課題を実行する人が楽しくなければ意味はない。達成目標4)のフローでも取り上げたように，自分が楽しく打ち込めることを行うことで，自身の幸せ感を得ることができる。そして，ますますその行動を続け，より充実したものに仕上げていくというモチベーションにつながる。

　次に，自分が幸せ感をつかんだ時に，それが1人ではなく自分の周りにも伝わって行くということである。ある人が嬉しそうに作業をし，物思いに耽っていると，その情景を見る人は羨ましく感じる。その羨ましいという感情を，妬みとしてではなく，素直に「いいな」と直感できることが必要である。

　自分が嬉しくもない気持ちでいるのに，どうしてこの人は嬉しそうにすごしているのだと，人を自分の物差しで評価すると，人が自分より上にいると見てしまう。他者を見る時に，このような自己の物差しで評価する習慣になっていると，妬みの感情が伴う。特に，自己が目標としていた水準に他者が達している状況では，自己は他者の下のレベルであるという自己評価に結びつき，ネガティブ感情が生まれてくる。

　そこで，人が嬉しそうにしている時，自己の物差しで見ないことで，素直な「良かった」という気持ちが得られよう。その素直な気持ちを，自ら直感することで自分の気持ちも上がってくる。また，嬉しくなった本人は，

その気持ちを独占できず，自分の嬉しさを人に伝えたくなる。良いことがあった時，人に言いたくなる心理である。このように，1人が嬉しく，楽しい状態にあると，周囲の人に相互作用から楽しさが伝わる。これを幸せ感の伝染という。

　有名な幸せ感の伝染の例として，サッカー競技場によく見られるウェーブがある。スポーツの応援団がチームを応援するために，雰囲気が盛り上がるとさまざまなパフォーマンスを繰り広げているが，1980年代に米国野球の応援で始まったのがウェーブである。一説によると，応援団のある集団が何か変わったパフォーマンスをしようと，5～6人程で肩を組み合い，声を上げながら体を上下させたという。その様子がとても楽しそうで，「よし俺たちもやろう」と周囲に伝わっていたのである。最初は5～6人から始まった動きが，徐々に拡大し，球場全体に広がった。その数は何と3万人以上という。これが，幸せ感の拡大の典型といえるであろう。

第7章
ウェルビーイング実践プログラムの臨床活用

教育現場での有効性の確認

　ウェルビーイング実践プログラムを作成するきっかけは，教育現場で学生に対する講義に用いたポジティブ手法の効果を実感したことであるが，作成したプログラムが実際に有効であるかどうかについて実証を試みた。

1) 対象と方法
　某大学の受講者72名を対象に実施した。実施期間は3カ月間である。調査方法として，ウェルビーイング実践プログラムの介入前・後に評価アンケートを実施した。
　評価アンケートで用いた指標は，各個人の生活全般の満足度については，内閣府が実施する「国民生活選好度調査」における満足度の指標を用いた。
　次に，主観的幸福度については，11段階（0非常に不幸〜10非常に幸福）の自己評価尺度を用いた。
　人生満足度は，哲学的な個人差を除外した人類共通の人生満足度の測定として，「人生満足度尺度（SWLS, Satisfaction With Life Scale；角野，1994）」を用い，日本人向けの幸福感の変化（協調的幸福度）を捉えるためには，「協調的幸福感尺度」を用いた。
　また，メンタルヘルスの指標の1つとして抑うつ度の変化を見るために日本版ベック抑うつ質問表（BDI, Beck Depression Inventory）を用いた。
　結果の解析には，プログラムの開始時と終了後の指標比較として，対応のあるt検定を用いて平均差を検定した。

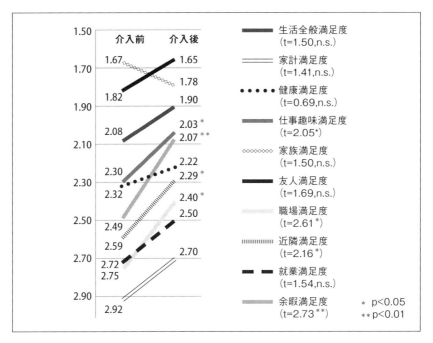

図33　各満足度の介入前・後の平均値と t 値

2) 結果

①生活全般の満足度の比較

　図33に示されるように，最も大きく変化しているものは余暇満足度（t=2.73, p<0.01）であり，余暇の過ごし方が充実していることが示された。このことはメンタルヘルスにとって非常に有用であることを意味している。また，仕事や趣味の満足度が高くなっている（t=2.05, p<0.05）。近隣の満足度が上がる（t=2.16, p<0.05）のは，地域の人や周りの人との交流がポジティブに行われるようになった結果とも考えられる。

②主観的幸福度の選択構成比の推移

　主観的な幸福度が介入前・後でどのように変化したかを明らかにするため，選択肢の構成比からその傾向を明らかにした。

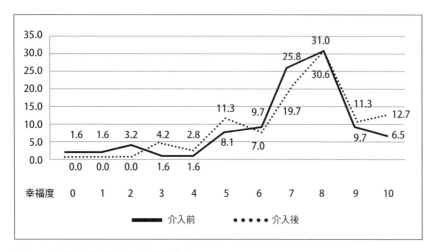

図34　主観的幸福度構成比の推移（％）

　主観的幸福度については，図34のように11段階（0非常に不幸〜10非常に幸福）評価の選択構成比からプログラム介入前・後の推移傾向を明らかにした。その結果，幸福を感じる人（6〜9）の選択構成比では，変化はあまり見られないが，不幸を感じる人（0〜2）は，介入後に0％になった。このことはウェルビーイング実践プログラムに，幸福度を高める効果があることが示された。

③人生満足度・協調的幸福度・BDIの比較

　図35によると，すべての尺度において有意な差がみられた。最も改善したのは，人生満足度で（t=5.58, p<0.05），次いで協調的幸福度が改善していた（t=4.10, p<0.05）。協調的幸福度は本プログラムで意図した協調性の獲得を意味しており，その有効性を示しているといえる。また，抑うつ度にも改善が見られた（t=2.94, p<0.05）。抑うつ度の改善は，ウェルビーイング実践プログラムのメンタルヘルス脆弱性強化を示すものといえよう。

　さらに，このウェルビーイング実践プログラムを講義に用いる場合と用

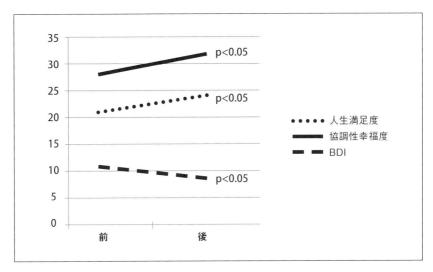

図35 人生満足度，協調的幸福度，BDI（ベック抑うつ性尺度）の比較

いない場合に，講義の終了後に人生満足度，主観的幸福度，生活満足度，協調性幸福度，抑うつ度についての自己評価の差が見られるのかどうかについてもその検証を試みた。

ここでは，対象を50名ずつ2群（介入群と非介入群）に分け，統計学的に比較解析をした。非介入群とは参画型のワークショップ形式をとるものの，内容は基本的な臨床心理関連の話題にしたものである。その結果は，非介入群（図36）では講義前後に何ら変化は見られなかったが，介入群（図37）では主観的幸福度が有意に上昇し，人生満足度と協調的幸福度でも有意に上昇が見られた。また，抑うつ度では低下が有意に見られた。この統計学的な実証結果から，グループを対象としたウェルビーイング実践プログラムの使用の有効性が確認できたと言える。

そこで，いよいよ臨床の場でのウェルビーイング実践プログラムの応用を試みることとなった。

136　第2部　ウェルビーイング実践プログラム

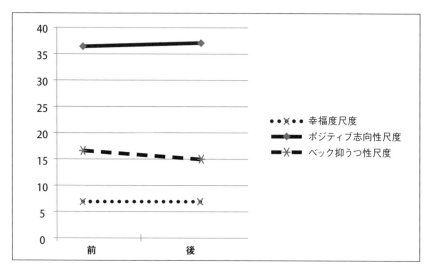

図36　A群の結果　ウェルビーイング実践プログラム非施行による変化

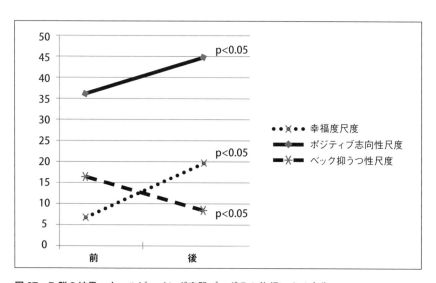

図37　B群の結果　ウェルビーイング実践プログラム施行による変化

休職うつ病患者のリワークでの活用

　臨床の場でウェルビーイング実践プログラムを実施するには，集団精神療法，特に集団認知行動療法が実施できる場が適していることが予想される。そこで，うつ状態にて休職となり，リワークに通っている人を対象に試みることにした。うつ病患者の復職にあたっては，リワークカリキュラムに集団認知行動療法が最近組み込まれるようになった。しかし，ポジティブ手法はほとんど導入されていない。大うつ病性障害患者に対してのポジティブ心理療法については，セリグマンが薬物療法および精神療法より有効であったという報告もしている。その後，アメリカではポジティブ手法がうつ病治療に積極的に導入されているが，リワークプログラムでは数少ない。

　そこで私はリワークセミナーにおいて，ウェルビーイング実践プログラムを参画型ワークショップ形式でグループで実施することにした。

1) 対象

　外来治療を受けているうつ病患者のうち，うつ状態にて休職期間に入った患者が対象で，全員 DSM-5 にて，抑うつ障害群の診断を受けている。その中からウェルビーイング実践プログラムの受講を申し込んだ 48 名（男：29，女：19）を対象とした。年齢は 42.2 ± 11.2。教育歴は全員が大卒である。

2) 方法

　ウェルビーイング実践プログラムを 1 回 60 分，1 回／週，1 クール 5 回で実施した。ウェルビーイング実践プログラムの実施形式は，4 人 1 グループの参画型ワークショップ形式で，進行は 2 人ペアでの会話（face-to-face）を基本に行った。

① ウェルビーイング実践プログラム

1日目
　1. ウェルビーイング視点とは何かを知る

2日目
　2. 自然な笑顔が出るわくわくする会話の実践

3日目
　3. 自分のいい所（強み）に気づき，伸ばす
　4. 日常生活の中に一所懸命になれる具体的なことを見つけ，実行後の達成感を得る

4日目
　5. 感謝をする
　6. 無欲な親切行為を行う
　7. 目標と価値観を明確にする

5日目
　8. 自己評価を肯定的に行い，自分を好きになる
　9. 人の絆を広げ，コミュニケーションを拡大する

② 調査方法

　ウェルビーイング実践プログラムの実施前・後において，アンケート調査を行った。アンケートでは，人生満足度，主観的幸福度，生活満足度，協調性幸福度，抑うつ度の尺度を用いて，自己評価した。

③ 評価尺度

　ここで用いた評価尺度は，既述した学生の講義におけるウェルビーイング実践プログラムの効果判定と同様の評価尺度とした。

　各個人の生活全般の満足度については，内閣府が実施する「国民生活選好度調査」における満足度の指標を用いた。

　次に，主観的幸福度については，11段階（0 非常に不幸～10 非常に幸福）

の自己評価尺度を用いた。

　人生満足度としては，哲学的な個人差を除外した人類共通の人生満足度を測定するために，「人生満足度尺度（SWLS, Satisfaction With Life Scale；角野，1994）」を用い，日本人向けの幸福感の変化（協調的幸福度）を捉えるためには，「協調的幸福感尺度」を用いた。

　メンタルヘルスの指標の1つとして抑うつ度の変化を見るために日本版ベック抑うつ質問表（BDI-II, Beck Depression Inventory second edition）を用いた。

④ウェルビーイング実践プログラムの日常生活での活用状況調査

　ウェルビーイング実践プログラムの実施後（1クール最終日）に，プログラムの具体的手法について，各人の日常生活にどれだけ実践されているか，その活用状況について調査した。活用状況は，「活用して効果を感じた」「既にやっている」「少しやり始めた」「やりたいけどできない」「自分には無理だ」の5段階評価とした。なお，この活用状況調査については，初期の36名については行っておらず，追加された12名の対象者に行ったものである。

⑤参画型ワークショップの様子（写真）

　参画型ワークショップでは，4人テーブルを1グループとし，2人ペアを基本に会話を進めた。会話の進行では，講師がファシリテーターとなり，会話のテーマが細分して与えられ，ワークショップが進められた。

3）結果

　人生満足度，主観的幸福度，生活満足度，協調性幸福度におけるすべての尺度において，有意に向上がみられた。協調性幸福度は，本プログラムで最も意図した協調性の獲得を意味しており，その有効性を示しているといえる。また，BDI-Ⅱの改善が示すように，うつ状態の症状指標の改善

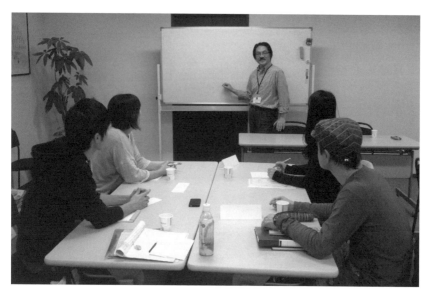

参加型ワークショップの様子

も有意にみられた（**図 38**）。

　以上の結果に見られるように，抑うつ感が有意に改善し，さらに人生満足感，主観的幸福度，生活満足度，協調性幸福度のいずれも有意に向上したことは，復職を目標にしている人にとってウェルビーイング実践プログラムを実施することが非常に有意義であることを示している。

　次に，ウェルビーイング実践プログラムの日常生活での活用状況についても調べた。日常生活でどこまで実施しているか（実施率）と，参加者が実際に有効と意識したかどうか（主観的有効比率）について算出した（**表2**）。

　半数以上の人によって日常生活で実施された手法は，楽しい会話(66.7%)，一所懸命 (50.0%)，感謝 (75.0%)，絆の拡大 (50.0%) であり，その中で主観的に有効と感じられたものは，一所懸命(41.7%)，感謝(50.0%)であった。

　一方，実施率の低い手法は，強みの気づき (25.0%) であった。また，

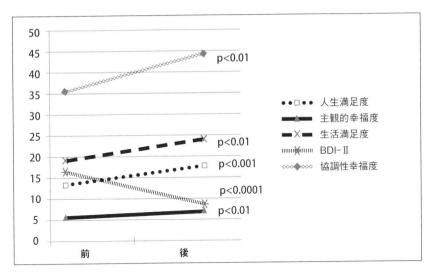

図38 ウェルビーイング実践プログラム実施前・後の変化

楽しい会話（25.0%），強みの気づき（25.0%），目標設定＆自己評価（25.0%），生きがい（16.7%），絆の拡大（25.0%）は，主観的にあまり有効と感じられなかった。

　ここでは会話を主とした参画型ワークショップを行うことによって，各人の健康や時間の管理，目標設定が意識化され，復職を求めるうつ病患者の日常生活における基本的志向性が変わり，人生全体の満足度が増加したと思われる。また会話形式を用いることで小グループの交流による他者理解によって，協調する幸福感を得ることができたと思われる。対話は，社会生活を送るために必要な他者からの視線と自己意識を結びつけることができる。このポジティブ手法を積極的に提供することによって，うつ病患者は自分の状況や特性を反映した目標を設定し，復職に向けたモチベーションの向上と行動変容を可能にすることができると考えられる。

　リワークに取り組むうつ病患者にとって，主観的に有効と感じられた手法は，感謝や一所懸命が比較的優位であった。このことは，外来のうつ病患者との個人面談で，「ありがとう＆よかったこと日記」や一所懸命に取

表2　ウェルビーイング実践プログラムの具体的手法における実施率および主観的有効性を感じた比率

	実施率	主観的有効比率
ポジティブ思考	41.7%	33.3%
楽しい会話	**66.7%**	25.0%
強みの気づき	25.0%	25.0%
一所懸命	**50.0%**	**41.7%**
感謝	**75.0%**	**50.0%**
見返りのない親切	41.7%	33.3%
目標設定＆自己評価	33.3%	25.0%
生きがい	41.7%	16.7%
絆の拡大	**50.0%**	25.0%

り組む課題の設定が早期に導入できることからうなずける結果である。そして，強みに気づくのが苦手で，主観的に有効と感じにくいことも，うつ病患者のネガティブ志向の特性から理解できる。一般学生や発達障害患者は，強みに気づくのにあまり抵抗はなく，強みの書き出しも比較的スムーズである。そのため，うつ病患者には，「ありがとう＆よかったこと日記」や一所懸命に取り組む課題の設定に効果を自覚してから「強みのノート」への取り組みを推奨する方針であった。

　しかし，ウェルビーイング実践プログラムをセミナーで実施していく中で，強みに気づくためのアプローチ手法を変えることで，うつ病患者も自分たちの強みに多く気づけることがわかったのである。これについては，前章の実践プログラムの解説の中で，達成目標3）自分の強みに気づき，伸ばすにおいても述べた。東日本大震災などの逆境における日本人の強みをイメージすることで，その日本人の強みを自分たちも同様に持っていると気づき，自分の強みにつなげることができたのである。この強みは，トラウマ後の成長（posttraumatic growth）というポジティビティ概念で，内向的な神経症傾向のパーソナリティの人やうつ状態の人にも勧めやすい

ことがわかったのである。

　ここで紹介した結果は，2016年のうつ病学会で報告したデータである。その後の臨床で，ウェルビーイング実践プログラムのエントリー患者は増え，現在は80人を超えており，今後も積極的に活用していく方針である。

　次に，ウェルビーイング実践プログラムにエントリーして成功した事例と，うまく行かずに問題を提起した事例を紹介したい。

有効事例（**事例7**）

　　40歳代男性。高校，大学在学時からバイト経験は多く，仕事に対して意欲的な性格。大学卒業後，A社に勤めてかなりハードな職務を続ける。約10年後，B社に転職。社内結婚で子どもをもうける。営業所所長として単身赴任。その後，営業所内で抱えていた債務問題を解決するために会社内外を奔走するが改善のめどが立たず疲弊していった。上司とのやり取りも空振りに終わった頃から，不眠となり，食欲不振，抑うつ気分，悲哀感，意欲減退などうつ状態となった。「苦しい。みんなに迷惑ばかりかける。会社を辞めたい」と泣いて訴えるようになり，Cクリニック受診。うつ病診断で入院も勧められた。8月から休職となり，自宅にて療養。現在のクリニックに通院となった。抗うつ薬を中心とした薬物療法が進められ，睡眠，食欲，全身倦怠感などの状態は改善し，1月からの復職の目処はついたものの，「しんどい」「つらい」といった状態は変わらなかった。そこで，ウェルビーイング実践プログラムのセミナーにエントリーとなった。

　　実践プログラムを，1クール終了。結果は，BDI-II，人生満足度，主観的幸福度，生活満足度，協調性幸福度に若干の改善がみられた。そして，復職後も実践プログラムが継続された。日常生活でも「ありがとう＆よかったこと日記」を実践した。その後，「強みのノート」も積極的に記録するようになり，4クール終了頃から常に笑顔で元気

な表情が見られるようになり，BDI-II，人生満足度，主観的幸福度，生活満足度，協調性幸福度とも顕著に改善した。その後，セミナーでも初心者の指導にもあたるリーダー的存在として現在もプログラムを継続している。

問題提起事例（**事例 8**）

　　30歳代女性。内向的で神経質な性格。大学卒業後，大手企業に就職。残業も多く，仕事に明け暮れる毎日であった。年末に指示された課題がこなせず，正月も自宅で仕事を行うことになった。休み明けに，会社の上司に仕事のやり直しを指摘され，自分の無力さや自責感を痛感し，頭痛・肩こりなどの心気症状，抑うつ気分，食欲不振，不眠などから会社を休みがちとなった。会社の産業医から治療を勧められ，クリニック受診。うつ病診断で休職。薬物療法が継続された。4カ月後，状態は改善し，リワークプログラムを開始。そこで，ウェルビーイング実践プログラムのセミナーにエントリーとなった。

　　実践プログラムを，1クール終了。結果は，BDI-IIも回復し，人生満足度，主観的幸福度，生活満足度，協調性幸福度にも改善が見られた。2クール目に入ることを勧めたが，「このセミナーをやると確かに気分が上がるかもしれないが自分には合わない。ここで紹介される手法を他の参加者のように日常生活に取り入れることは自分には難しい」と，セミナーの継続を拒んだ。その後，リワークプログラムが継続されていたが，休職後2年経っても復職には至らず，退職となった。以後，リワークプログラムも終了となった。

この事例では，ウェルビーイング実践プログラムによって明らかにBDI-II，人生満足度，主観的幸福度，生活満足度，協調性幸福度に改善が見られたにもかかわらず，実践プログラムを継続できず，最終結果も復職に至らず退職となった。これは本人がウェルビーイング実践プログラム

実施後の効果について認識できていなかったことが大きい。セミナー終了後の気分はよくなっていたが，リワークに向けた効果があったとは自覚できず，ポジティブ手法を日常生活に取り入れることにも抵抗を示したことから継続につなげられなかったと思われる。

当時は，ウェルビーイング実践プログラム終了後の面談を入れておらず，アンケート形式の自己評価を行うのみであった。そこで現在は，終了後の個人面談を実施し，セミナーを継続する人が増えている。

外来精神医療での再評価

外来の個人診療の中で，このウェルビーイング実践プログラムをマニュアル通りに進めることはできないが，第5章で示したように，プログラムにあるポジティブ手法を組み合わせて，これまでどおり個別に続けている。対象は，うつ病患者以外にも，双極性障害，不安障害，摂食障害，強迫性障害，統合失調症，発達障害，嗜癖性障害などほぼ全分野の精神障害に対して行っている。

プログラムにあるポジティブ手法を用いた事例について，成功例と問題提起例を次に示したい。

有効事例（**事例9**）

これは，最近学生に増えている社交不安障害の事例である。

大学2年の男子学生。大学入学後，1人暮らし。サークル活動には参加せず，コンビニ店員のバイトを続けている。2回生の前期までは授業にも出席しており，夏休みはバイトに明け暮れる毎日が続いた。後期になって，プレゼンテーションが課題となる授業がいくつか始まり，人前で話すことが苦手であった彼は欠席傾向となった。ある日，単位を取るためにプレゼンテーションが必須課題となっていたため出席したが，少人数のグループ内で順番に自分の意見を言う課題が課せ

られ，その緊張感から吐き気が強くなった。自分の番になった時，とても発表できず，トイレに駆け込み，嘔吐を繰り返した。その後，プレゼンテーションはなくても，授業に出る度に不安，緊張，吐き気が見られ，徐々に授業に出席しなくなっていた。授業にあまり出席できなくなった頃から生活リズムも不規則となり，昼過ぎまで寝ている生活が続いた。バイトは続けていたが，帰宅が深夜になることが多く，食事も帰宅後の夜間になった。年が明け，試験やレポート提出の時期となったが，ほとんど出席できず，単位も取れない状況となっていたため，学内診療所を受診した。

初診時には，不安，緊張，吐き気，動悸，頭重感が授業出席時以外にも出現するようになっており，バイト先でも時々見られるようになっていた。

生活リズムが不規則であったため，まず，生活表の記載を勧めた。生活表には，起床から睡眠までの具体的行動と食事・睡眠の時間を記載することを第一課題とし，1回／週の面談とした。

1週後は生活表に少ししか書けなかったが，自分の生活がバイトを最優先とした生活であり，バイトをする時間帯によって食事と睡眠がばらばらになっていることに気づけた点を褒めた。その後，少しずつ生活表への記載が増えていくことを肯定的に自覚するよう導き，課題を1つずつ追加していった。起床から睡眠までの具体的行動と食事・睡眠の時間記載の次に勧めたのは，「できた」と自覚できた行動の記載，そして，ありがとう＆よかったこと日記である。そして2カ月後には，短期目標設定と達成感，強みノート記載など，かなり早いペースでウェルビーイング実践プログラムにあるポジティブ手法を行うようになっていった。

彼は大学入学後の1年半は自炊生活で，食事も3食とれていた。このポジティブ手法を進め，生活表によって自分の状態の客観評価を続けるうちに，入学当時の規則正しい生活リズムに戻っていった。食

事も朝食，昼食，夕食ととるようになったため，その食事を区切りに1日を午前，午後，夕の3枠に分割して自分の課題を組み込むことを勧めた。そして，バイトのシフトもその枠に組み込むようになった。

　新年度となり，授業もこの枠に組み込むようにすることで，プレゼンテーションがない授業の出席は抵抗なくできたが，グループ内でプレゼンテーションを行わなくてはならない授業にはやはり出席できなかった。4人ほどのグループの前に立つだけで，緊張，動悸，吐き気が強く，予期不安が引き起こす回避行動から授業に出席できなかった。こうした状況に対処するために，安定剤の頓服使用を行った。クロチアゼパムをプレゼンテーションがある日の朝に服用し，会場でも緊張・不安が高まったときには追加服用できるように常備するよう勧めた。これをきっかけに，出席できる授業が拡大し，さらに緊張感が少しはあっても少人数のプレゼンテーションまでは出席できるようになった。特に，しんどくなったら頓服を飲むと落ち着くという自己暗示的効果が大きく，出席できた授業を「できた」記録に追加するうちに徐々に拡大し，必修単位授業はすべて出席できるようになった。

　その後，生活表への「できた」記録や，強みノートは続け，彼は就活での面接も受けることができるようになった。

問題提起事例（**事例10**）

　この事例は，ポジティブ手法を積極的に進めるうちに過去のトラウマが表出され，精神分析的展開に至った一例である。

　60代の女性。彼女との関わりは，一般人を対象とした私のセミナー「Café Liens 〜体と心のコミュニケーションカフェ〜」に彼女が参加したのがきっかけである。セミナーは年に2回行っていた。彼女は夫との死別後うつ病となり，別のクリニックで抗うつ薬などの薬物療法を受け，5年以上経っていた。元気が出ない毎日が続いていたため，

このセミナーを受けたという。しかし，当初あまりポジティブ手法には共感できなかった。その後，実践プログラムの紹介された拙書（『幸せはあなたのまわりにある』金剛出版）を読み，積極的に実践するようになってから，笑顔が多くなり，近所の人との会話も増えるようになった。薬も睡眠薬のみになったという。生活面においても，以前の引きこもり傾向は改善し，知人と旅行に出かけられるようになった。その後，セミナーで会うごとに元気が向上し，日常生活でも積極的に実践プログラムに取り組んでいるという。しかし，セミナーを終えたある日に，いつも通っているクリニックでは話せていないことがあるので，「先生の診療を受けたい」と言った。

　初回の診療時に，夫を亡くしてからのつらい生活を中心とした，彼女の過去のことが多く話された。その後，2週間に1回の診療となった。夫が死んで悲しんだというのは建前で，結婚後の姑によるいじめもあり，夫とは不仲であった。夫を亡くした時は，開放されてほっとした感もあった。しかし，その後しばらくして，1人息子が自殺したという。原因は付き合っていた女性との問題だったが，自分が息子の苦しさに気づけなかったことがとてもつらかったという。同時に，夫を亡くしたことを素直に悲しめず，息子が死んだことばかりを悲しむといった自分への自責感が強かった。こうした状況について半年ほど話し，終了となった。こうした経過の中で，当時の息子の自殺と自分の状況に対して受容的になっていった。現在もセミナーに参加され，近くのスーパーでバイトも続けるようになった。

　この事例では，抑圧された自責感で生じていた抑うつ気分とその原因となった過去のトラウマについて，face-to-faceのコミュニケーションやポジティブ手法の実践によってモチベーションが向上し，言語化されて表出した。それを精神科医の前で話すことから，自分の置かれた状況を受け入れていく方向に変わった。こうしたカタルシスによる自己否定から自己肯

定への展開へと導いたのがポジティブ手法であったともいえる。

　精神療法の中では常に，問題解決手法とポジティブ手法とのバランスがとても重要であることをこの事例は教示してくれたと思う。

産業医によるサポートでの活用

　過労でうつ病になった事例を示す。(**事例11**)

　事例では，産業医の視点からウェルビーイング実践プログラムに準じたサポートを行ったが，途中からクリニック診療が終了となり，産業医面談によって軽快していったケースである。

　　32歳独身男性。最近，仕事がしんどくなって休むようになったため，産業医面談となった。2人同胞第2子。大学時代は文科系サークルに所属し，友人と過ごすことも多かった。性格的には，のんびり屋で人当たりはいい。几帳面さはみられない。大学卒業後，規模の大きい事務系の会社に入社。マイペースで10年を過ごした。1年前から経理部に異動した。生活は一人暮らし。会社の近くの賃貸マンションに住んでおり，通勤は10分程。食事はたいてい帰宅途中の店で取っていた。ここまで見ると，うつ病になるリスクは低くみえる。

　　経理部の仕事は，21時を越えることが多かったが，10分で自宅に帰れることから周囲に羨ましがられた。そうした職場の雰囲気から，「もう少しいいか」と，仕事を受け過ぎることがよくあった。そのため，帰宅は深夜となり，23時を過ぎることも多くなった。休日は，普段の睡眠不足を解消しようと，昼過ぎまで寝て過ごした。そんな時は，外出がうっとうしくなり，ほとんど寝転がって過ごすことが増えた。スーパーで，レトルト食品やお菓子類，ビールなどの買いだめをしていたので，休日は外出しなくても食事に困ることはなかった。

　　ある朝のこと，風邪を引いたのか，体がだるく，起床がしんどかっ

たので，午前中を休み，午後出勤とした．午後，会社に着くと，デスクの上には大量の書類が置いてあった．隣のデスクの人に聞くと，係長が今日中に仕上げてほしいと指示していたのこと．その日は何とか，24時過ぎまで会社にいて，仕上げて帰宅したが，疲れが強く，食事も取れなかった．翌日は定時に出社したが，上司より半期の締めの仕事についての指示が職場に出された．職場全体には，深夜帰宅がしばらく続くという暗い雰囲気が流れた．こうした2週間の多忙の中で，全身倦怠感が徐々に強くなり，休日は布団の中で過ごすだけになっていた．週明けの月曜日は特にしんどくなり，遅刻が目立つようになった．出勤しても業務量は減らず，残業が続いたため，集中力が徐々に落ち，仕事中の眠気，意欲の減退が見られ，食欲も以前より落ちていた．

　職場の同僚に話したところ，クリニックでみてもらったらと勧められた．そこで，メンタルクリニックを受診．うつ病の診断で抗うつ薬を処方された．抗うつ薬を服用した初日の朝，眠気が強く起床できず，午後出勤となった．しかし，眠気が強い中で，仕事量はいつもと変わらず，21時過ぎになっても全く終了できる目処が立たなかった．この日は何とか帰宅したが，翌日も頭が呆然とするばかりでほとんど仕事ができない状態であった．翌週，クリニックを再診したが，抗うつ薬を増量された．その日，増量された薬を服用したが，翌日起床できず，気がついたら夕方になっていた．電話で係長に事情を話したところ，最近の勤務状態がおかしいので，会社の産業医の診察も一度受けて指導してもらうようにと勧められた．

　産業医面談では，超過勤務の状況が最近目立っており，もっと早く帰宅すること，生活リズムに乱れが生じていること，仕事に追われる毎日でその息抜きがなされていないこと，以上から，現状態ではうつ病の治療を受けて治すことに並行して，それらの改善が第一であると指摘された．

産業医指示で18時までの勤務となったので，以前より早く帰宅できるようになった。自分の意志で抗うつ薬を減らしたところ，頭の呆然とした感じは薄れたという。産業医面談で生活表をつけるように指示があり，生活表によって，起床から睡眠までの具体的行動と食事が記載され，平日から休日までの行動が把握できた。自分で生活表を振り返ると，休日はほとんど寝ていることがわかった。休日にもっと活動した方がいいと産業医に指摘されたが，何をやったらいいのかわからなかった。すると産業医から，以前は休日に何をしていたかと聞かれた。入社当時，よくやっていたことに模型作りがあった。そこで，休日に模型作りをしてみることにした。模型を作るには材料を買わねばならず，市内で種類の多い店を見たり，ネットで探したりと，休日に時間を過ごすことが増えてきた。

産業医からの業務の捉え方のアドバイスとしては，優先順位をしっかり決め，できた自分を自己評価するように言われた。まだやれていない課題を探して悩むのではなく，既に終了できた課題に目を向けるようにとの指示があった。

1日が充実しているかどうかを自己評価すると，18時まで仕事をして，外食し，帰宅してから，テレビをつけながら横になって寝るだけ，翌朝は7時起床という毎日であった。

そこで彼は，実家に戻ることにした。会社から通勤で1時間半かかるが，産業医から家族との談話を確保することが重要だと指摘されたからである。帰宅に際しては，勤務時間を17時半までとする指示をもらった。この頃，職場全体の超過勤務状態に対して改善勧告が産業医から出されており，個人的に時期が良かった。

実家に戻ってから，彼は19時に帰宅できるようになった。最初は外食だったが，その後週に2回程両親と夕食を取るようになった。同時に，朝食は一緒にとってから出勤。元来，会話は好きだったのでいろいろと話ができた。その頃，クリニックへの通院は自ら終了とし，

服薬もしていなかった。

　実家では，家の修繕を頼まれたが，昔から結構好きだったことを思い出した。そこで引っ越してからは，ホームセンターへ材料を買いに行って頼まれた物を作ったりしていった。頼まれた物を作っている時が楽しかったという。

　しかし，両親と一緒に過ごすと，耳に入るのが結婚の話。それがいやで単独の生活を選択したはずである。産業医に相談すると，家族内でのコミュニケーションが一番大事で，そのうち相互の妥協点がわかってくると言われた。

　ある日，食事会に一緒に来ないかと親から誘われた。親の知人の娘さんも来られるとのことで，当日は行く気がなかったが，仕方なしに出かけた。食事会では，意外にも知人の娘さんと息が合い，次回に会う日も気軽に決めてしまった。その後は，トントン拍子。翌年，結婚となった。

　会社の産業医には，今も相談に行っている。そこで，学んだことは，仕事オンリーの毎日にしないことである。すべての業務は，規定期間内にこなせる筈で，無駄な残業はせず，早く切り上げて5時からライフを楽しむようにと言われた。こうした見方をするうちに，毎日が楽しくなり，自分の強みも「ものづくり」であることがわかった。結婚後は，会社の近くに引っ越したが，自分の時間を最も大切にする生活スタイルを貫いている。「ものづくり」の強みを磨き，今では近所からもいろいろ依頼される。それが楽しくもあるという。

　今も，生活表は大枠でつけている。さらに，見返りのない親切と良かったことの取り出しも追加しているという。食事は必ず自宅で取って，そこでの会話を楽しんでいる。日曜日は，妻と日曜大工を一緒にやるという。

ウェルビーイング実践プログラムの活用によって人生観と生活スタイル

を変えた一例と言えるだろう。

認知症予防セミナーでの活用

　認知症予防セミナーを年に2回行っている。このセミナーは毎回，少しずつタイトルを変えて実施している。例えば，最近のセミナーでは「認知症にならない武器とは？　〜老後を楽しく有意義に暮らすコツもつかもう〜」といったタイトルで行っている。いずれもウェルビーイング視点を全面にしたタイトルである。内容は，以下に示すようにウェルビーイング実践プログラムの短縮版形式で，6つのテーマを4回のセッションに分けて，週に1回で実施している。

　1日目
　　1. 認知症予防の最大の武器　ウェルビーイング思考をつかもう
　2日目
　　2. 会話が脳を活性化する　楽しい会話のコツをつかもう
　3日目
　　3. 自分の強みに気づき，生活で役に立っていることを肯定しよう
　　4. 一生懸命になれる具体的な行動をつかもう
　4日目
　　5. 感謝と親切がウェルビーイングを高めることを知ろう
　　6. ひとりでなく，仲間をつくろう

　毎回の参加者は，70歳前後の男女約25名であり，セミナーの終了後のアンケート評価では「とても良かった」「また参加したい」が9割以上に見られた。そこで，主観的幸福度，人生満足度，協調性幸福度，抑うつ度についてもアンケート調査したが，セミナー前後の変化でいずれも有意に改善していた。

　この結果から，ウェルビーイング実践プログラムが認知症予防になるとは決して言えない。しかし，プログラム実施後に会話を主としたコミュニ

ケーション意欲が高まり，一人で過ごさず誰かとのつながりを持って毎日生活したいというモチベーションが向上していることは確かである。そして，自分の強みに気づき，その強みがこれまでの人生に役に立っていたという自己への肯定的評価が，生きがいとして再認される。年をとるという，加齢に対する自己評価は，身体的側面には衰えが全面に出て，「老い」に対するネガティブなイメージが強い。さらに，若かりし頃の才能と比較して捉えることで老いていく姿は衰えにしか見えない。しかし，強みという心理的側面，そして人とのつながりが深まるという社会的側面は，「老い」によってより成長するというポジティブなイメージにすることは可能である。この加齢における成長が，上手な加齢（successful aging）と呼ばれる概念である。人生100年と言われるようになった最近の健康意識の中で，この上手な加齢の見方は重要である。ポジティブ心理社会的要因（PPSFs）の1つとして，ポジティブ精神医学において大きく取り上げられるようになってきた。Happy people live longer. ということがポジティブ手法によって実現可能となってきたと言えるのである。

　こうしたポジティブ精神医学の一手法として，今後さまざまな分野にウェルビーイング実践プログラムが使われることを期待したい。

第8章
ウェルビーイング視点によるモチベーション向上

「やめよう」というモチベーション向上

　「やめよう」という行動が必要とされる典型例が依存症（アディクション）であり，依存症における「やめよう」というモチベーションについてまず取り上げてみたい。

　依存症といっても幅は広く，本人がやめることをサポートする治療的視点では，一元的には扱えない。依存症の概念は，生物学的にわかりやすく説明されている。摂取した物質や行った行為によって，中脳辺縁系の脳内報酬系でのドーパミンの放出によって快感が得られ，それがオペラント条件づけとなり物質摂取や行為への執着性が生じるということである。原因論的には一括されたわかりやすい解釈で，物質や行為の種類によって大きな差はなく，同様なメカニズムで理解される。依存の対象には，覚醒剤や麻薬など社会論的視点からの法律に反するものから，アルコールや喫煙，ギャンブルやゲーム，買い物など，日常生活にありふれたものまで多くの種類があるが，依存症は質的相違ではなく量的相違の見方をする，すなわちスペクトラム論から解釈されている。

　しかし，サポートを主とした治療視点から見ると実態がそれぞれ大きく異なり，1つの手法のみで対応できないのは，臨床の場で誰もが思うところである。依存症患者は，発育状況などの生活史，病前性格や周辺の家族の受容性，就労状況や経済問題，本人のやめる意志の強さなどによって，サポートの手法や方向性がケースバイケースであり，当事者視点では全く異なるものになる。さらに，違法行為であるか，生活の支障が家族を巻き

込んでいるのか，生活の支障によって何らかのサポートが必要なのかと，もしくはそこまでには至っていないという大枠に分けられたとしても，ケースによってサポート内容が大きく異なる。ただ1つ言えることは，本人がやめる意志をどれだけ持っているかで状況が変わることである。やめる意志が強ければ，治療プログラムや断酒会などのピアグループへの参加意欲も積極的となり，サポーターからの支援も得られる。サリュートジェネシス視点からの資源活用が促進されるようになる。

　そこで，今続けている依存行為に対し，「やめたい」という動機づけ（モチベーション）を向上させることについて，禁煙を例に見てみたい。これについては，第6章のウェルビーイング実践プログラムでも一部を紹介している。何かを始めるに当たって，そのモチベーションが生じないと行動には移らない。禁煙についても同様であり，「タバコを吸うのをやめよう」というモチベーションが必須となる。その際，意識されるのは「なぜ，今やめるのか」といった理由であり，この理由が当事者の日常生活の中で，かなりの優先順位をもって意識されないと，モチベーションが生じない。この「やめる」理由については，当事者によって多様性が大きく，健康にとって悪いことだからやめるべきであるといった考えから，健康に悪いという一般論は今の自分にはどうでもよく，自由にしたいという考えまで，幅は広い。

　こうした中で，発がん性などの健康有害性を問題とし，当事者にさまざまな情報提供をすることによって，タバコを吸うことの問題性について教育し，「問題は解決しなければならない」といった理由からモチベーションにつなげる手法が，これまでの禁煙指導の主眼とされてきた。いわゆる問題解決手法である。この手法は健康意識が高い人を対象とする場合は有効であるが，当事者の実生活の中で，健康に関する興味・関心が低い場合は，あまり効果は期待できない。

　さらに，ニコチン依存や喫煙の習慣性が既存する場合や，家族や教育，就労，経済など多種多様な生活上の問題を抱えている場合に，この「タバ

コをやめる」という問題解決手法を，当事者の日常生活の上で解決すべき最優先課題と意識づけるのは困難であろう。

　状況改善を目的とする問題解決手法の行き詰まりはさまざまな分野で指摘されている。確かに何が問題であるかを追究し，解決手法を見出すことは基本的に重要であり欠かすことはできない。しかし，こうした問題解決視点での取り組みから発想を転換しようという動きが生まれた。それがウェルビーイング視点である。

　これまで禁煙指導において用いられた手法は，喫煙は健康によくないという情報を当事者に提示し，自分が健康によくないことをしているという問題を当事者に意識させて，その問題を解決しなければならないとモチベーションを上げる方法であった。タバコを吸い続けるとがんになるというように，問題が大きくなるとさらに悪い状況に陥ることを認識させる手法である。

　この手法は既述したように，抱える問題を解決していくという問題解決手法であり，さまざまな分野で状況打開のために用いられている基本的対応策でもある。教育や医療，行政，産業界などで最も中心的に用いられる手法で，リスクマネジメント手法でもある。しかし，この手法に偏りすぎると，常に自分が何らかの問題を抱えてはいないかといった問題を探求する視点に陥る。そして，問題に気づいた時点ですぐに解決せねばならないといった思考・行動パターンが日常生活の中で恒常化し，できるだけ問題を起こさないようにといった防御意識が優先される。このことはリスクを予防する上では重要な方法であるが，生活上のあらゆることにこの思考・行動パターンが用いられると，何か新たなことを始めようとか，この新案で試みようとかの挑戦欲求も減弱していく。さらに，他者の挑戦性や改革性などへの非難も生まれる。

　禁煙モチベーションについても同様であり，問題解決できない自分への自責感，無力感を伴うようになる。そこには問題性を十分意識しながらも実行できない自分に対して，喫煙するのは個人の自由なのだといった盾を

武器に自己防衛的で歪んだ抵抗意識も生じうる。つまり，問題解決の追求ばかりでは状況の改善は見込めないのである。

では，ウェルビーイング手法を用いるとどうなるのか。問題がなくなるといかに良いことが生じるのか認識するのである。タバコについては，吸わないと具体的にどんな良いことが自分に生じるか考えてみる。具体的な良いことを求める気持ちから，禁煙モチベーションは高まる。具体的改善状況を幾つか挙げよう。例えば，お金が貯まる，歯や口腔内がスッキリきれいになる，口臭が消える，服や部屋の匂いがなくなりきれいになるなど多数あるが，最もモチベーションを高めるのは食事が美味しくなったという感覚であろう。

ニコチンやタールによって味蕾がかなり少なくなることが指摘され，長期の喫煙によって味覚が低下する原因となっている。禁煙によって味蕾が回復していくと，しばらく忘れていた深い味や旨味など，多彩な味覚が再体験される。「今日のご飯は美味しかった」という主観的な感覚が意識されることで，微かな喜びが体験され，気分が向上するとしばらくタバコをやめようといったモチベーションにつながる。さらにこうした気分の向上は，状況の肯定に連結し，食事を作ってくれた人への感謝も生じる。他者への感謝の気持ちがウェルビーイング思考を高めることも多く指摘されている。こうしたさまざまな要素が相互に関わり，さらなるモチベーション向上となるのである。

モチベーションが高まると行動変容が生まれ，タバコを吸う行動が制御される。その結果，自分がタバコをやめているといった結果が認識され，この事実を自己評価することが達成感につながる。達成感によってさらに気分が向上する。気分向上からもっと禁煙を続けようというモチベーションが高まる。こうした正のサイクル（**図12，図13**）が繰り返されることで禁煙が継続される。

正のサイクルでモチベーションを上げていくためには，「良かった」とか，「嬉しい」などの主観的感情が導火線になりやすい。エビデンスなどの客

観データの提示では，そのデータ解釈を理性的に行うため，モチベーションに火はつきにくい。これはネガティブ情報でもポジティブ情報も同様である。例えば，「この食べ物には0.001%の人が発がんする可能性がある」という客観情報を提示するより，「これを食べるとあなたはひょっとするとがんになるかもしれない」という主観的表現のほうが，食事に手を出す行動は抑えられる。また，「これを買うと0.001%の人が億万長者になる可能性がある」という情報提示より，「これを買ったらあなたはひょっとすると億万長者になりますよ」という表現のほうが，購買意欲が高まるだろう。

こうしてみると，禁煙する本人に限らず，サポーター側にも支えるコツが必要であることもわかるであろう。禁煙を意識した当事者のモチベーションを高め，それを維持させていくには，肯定評価し，主観的に「良かった」「嬉しい」という主観的感情を持たせることが有効なのである。

このポジティブ手法は他の依存症についても，補完的手法として勧めることができる。依存症は，心理学的に病的防衛機制の否認によって生じるとされている。それは，自分は大丈夫，いつでもやめられる，やめれば問題ないといった否認の思考パターンで，さまざまの状況を自らが否認し現状を回避している。そこで認知行動療法的アプローチによって自己肯定へと導くことで否認の思考パターンに変化が起きることも予想される。ポジティブ手法は，自己肯定へと導くために使いやすい。ウェルビーイング実践プログラムでも解説したように，ポジティブ手法を継続するうちに徐々に自己肯定的思考に変わっていくのである。

自動車免許更新の講習会

モチベーションに主観的に火をつける手法は，いろいろな分野で用いられている。これは各分野で，理論によって打ち立てられた手法ではないが，先人の経験によってその効果が認識されてきたためであろう。

例えば冒頭で紹介したように，自動車免許の更新研修会である。無事故・無違反のゴールド免許の人は，研修会が一般者より短く終えられるが，更新後もゴールド免許の継続を求めて安全運転を心がけようというモチベーションは，研修会内容で異なるという。通常の研修会は，危険運転や不注意によって大変な交通事故を引き起こし大切な人・家族を失ったというネガティブな視覚情報を提示し，「安全運転を常に心がけなさい」という命令指示のものが圧倒的に多い。しかし，ある研修会で，教員が参加者に対して「あなた達はこれまで安全運転を心がけてきたのでこの教室にいるのです。素晴らしいことです。あなた達が交通事故を抑える支えとなってくれているのです」という言葉を投げかけた時に，参加者側に今後も安全運転を心がけようというモチベーションが高まったという。これは，当事者を褒めることによって，主観的に気分を高揚させ，モチベーションを向上させるウェルビーイング手法である。

安全運転をしないと事故になりうるといった情報提示が通常の指導でよく行われるのは，こうしたリスクマネジメント手法が行政や教育，医療などさまざまな分野で指導・助言の型にはまった手法となっているからである。行動変容を起こすモチベーションの着火には，リスクマネジメント手法よりむしろ，ウェルビーイング手法の方が有効であることはあまり知られていない。

参加会議のモチベーション向上

参加する会議において，参加者のモチベーションを上げるのも同様である。通常の会議では，会議に出るとモチベーションが下がることが多い。どうして会議がこんなに面白くないのか？ 会議というのはそもそも面白くないものであるから仕方がないという割り切りもうなずけるが，そもそも面白くないとはなぜなのか？

会議では，さまざまな事項の報告と審議事項の議論が行われるが，参加

者がコメントを述べるのは，大抵はそこで提案された事項についての批判である。提案された事項に対して，「これはいい。ぜひ進めてください」と肯定的に評価する発言はあまり聞かれない。まず出てくるのは，提案書に記載された解説文に対する批判である。提案事項に賛成であれば無言で承認し，異議があればコメントする。その時も本質への異論ではなく，解説文の枝葉末節の記述へのクレーム，つまり，会議での言葉のやりとりは圧倒的に批判的発言が多いことになる。これは基本的に提案事項について，参加者の視点からどこか問題の見落としはないかを詳細に吟味し，問題がなければ承認するといった図式が会議にあるからである。

　こうした図式をベースに提案される場合，提案者はできるだけ誰からも批判対象にされないような提案の記述様式を用いる。表現が誰にも差し障りのないニュアンスにされるため，かなり曖昧な表現となる。そこには明確な主体性が欠け，アピール性も乏しくなる。会議に提出される多くの文章が，さっと一読してもその本意が瞬時に読み取れないのはこのためであろう。本来，最も大切なことは，将来に向けて「何をどうしたいか」というコンセプトであるはずなのが，文章の表現の仕方に他者から突っ込まれないように，あるいは主観的に意識されるさまざまな問題点の指摘を免れるために曖昧な表現が用いられることになる。

　これがリスクマネジメントの考え方である。提案事項に対して減点手法によってその価値評価を行う方法である。この手法はセキュリティ対策などの分野には優れた方法といえるかもしれない。しかし，日本ではあらゆる分野でこのリスクマネジメント的手法が用いられている。その典型が公務員の業務であるが，医療や教育の分野でも中心的手法として多く用いられている。

　ある課題に取り組む際に，まずその課題に関連して生じる問題や，課題の実施における人員導入や資金，時間，手法など多くの問題が精査される。それから何と言っても課題の実施後の効果がどこまであるのか吟味される。こうした吟味の時には，問題や効果を明確に数値化して，計画案とし

てまとめることが必要条件となる。そして，計画案が会議で承認され，実施される。

確かに，実施にあたって人員や資金が必要とされる場合は，予算案を承認する手順が必要となるであろう。国家事業が国会の予算委員会での承認によって実施されることがその最たるものであり，無駄な事業に予算を使わず，予算を効率よく割りあてるためには，この方式は優れている。しかし，そこには本末転倒のような抜け道が生まれる。自分の部署にいかに多くの資金を引き寄せるかが主目的となり，元来のコンセプトが二の次になっているからである。そこでは会議でいかに異議が出ず，すんなり通るような計画書にまとめ上げるかが最重視され，それが国家公務員の責務となっているのである。

こうした会議進行の図式が手本となってあらゆる分野での会議に用いられている。リスクマネジメント手法が必然的に求められるのは，リスクを避ける目的に最も適しているからである。そして，会議のあり方も，計画書の欠点を探し出し，落としていく流れになっている。会議に出席していても楽しくないのは必然なのである。

では，どのような方向性で，モチベーション下降の流れを変えるのか？第6章のウェルビーイング実践プログラムの解説でも述べたように，お互いがわくわくする会話になるように認識することである。この手法は将来の可能性をテーマにすることで実現できる。第6章でも紹介したが，震災約1年後に福島の被災地にメンタルヘルスのテーマで講演に行った時のことを再び取り上げたい。

私の講演は午後からだった。前日に現地に到着し，午前中は空いていたので，「被災地におけるメンタルヘルスの問題に関する会議」という集まりにも参加してみた。その会議は，幾つかの地域から，各地域の役所の事務員や保健部門のスタッフ，相談員，ケースワーカー，カウンセラーなどが集まる会であった。被災者のおられる地域もあり，各地域の抱える問題をいかに解決するかがメインテーマであったが，まず各地域で現在どんな

問題が起こっているのかの話し合いが行われた。

　口型に長机を設置し，約20名の参加者が座った。司会者の「大変お忙しい中，このような窮屈な場所にご足労頂きまして申し訳ありません。それでは，それぞれの地区や部署での現在の状況について，ご報告をお願いします」という一声によって始まった。よくある会議での切り出し文句である。

　早速，A地区の保健所の方によって状況の報告が始まった。A地区は，被災地から避難住民が多く入ってきている地区で，仮設住宅で起きている多くの問題が出された。引きこもりの高齢者が増えてきていることや，病院の受診状況が良くないこと，ゴミの処理が行き届かず衛生管理が悪いことなどである。その後，B地区，C地区と報告が続いたが，どこも震災被害は直接受けていないものの，メンタルヘルス状況が良くないという内容だった。その内容は，高齢者の問題や，学校でのいじめ，地域コミュニケーションの低下，休職者の問題など，日本のどこでも最近抱える問題であった。各地区の報告を聞いていると気が沈む。参加者の表情が暗く，苦虫を噛み潰したような表情も見られる。口調は重く，会議全体が沈み切っている。ここには，多くの問題を抱えることに対する傷の舐め合いが感じられ，徐々に中央行政への不満，非難の場となっていった。

　会議の前半の区切りの際に，司会者から私にコメントを求められた。当然，口から出された第一句は，「ほんとに大変な状況なんですね。多くの問題に取り組んでいる皆様のご尽力に頭が下がります。そして，地域の住民の方々もつらい毎日を過ごしていることを思うと，何とか早くよくなれるように私も最大のご協力をさせていただきます」。まず，現状への共感である。これは，初診患者さんへの精神療法の時も，最初は患者さんの抱えるつらい状況への共感が第一歩であることと共通するものである。

　しかし，これで終わりにせず，アイスブレイク目的で，ウェルビーイング実践プログラムでも取り上げた but No ゲームと Yes and ゲームを行った。なぜなら会議の雰囲気は重すぎたからである。このゲームによって参

加者全般に流れる沈鬱な雰囲気が解けてきた。そして，私の提案したのは，お互いの地域の抱える多くの問題点は共感できたので，次に話題の方向性を変えたらどうか，である。つまり，これからどうすれば良くなるかといった，将来の可能性に関する話題である。特に，さまざまな具体的な取り組みで可能になりそうな事項を提案していくことである。一瞬，参加者の大半にきょとんとした表情が見られたが，1名が「確かにそうですね。このまま悪い状況ばかり見ていては良くないかもしれません。特に，仮設住宅でのコミュニケーションを高める取り組みは今一番大切だと思います」と切り出した。すると，別の1名が「われわれ保健師が仮設住宅の訪問をもっと増やしていくとか，住民同士のコミュニケーションを高める取り組みとか考えたらどうでしょう」と，つないだのである。さらに，「何か元気の出る企画はどうでしょうか」と出てきた。

その後，どうなっていったか。何とも驚くほどに会議会場は活気づいた。具体的な取り組みがどんどん出され，震災前に活用していたプランなども再開しようなどと進んでいったのである。参加者の表情は次第に笑顔に変わり，沈んだ口調は明るくなり，ジェスチャーも増えていった。元来の和やかな会話の雰囲気が戻ったのである。見ていた私も嬉しくなり，お節介に口を挟んだ。しかし，その言葉は冒頭で述べたつらさへの共感の言葉ではない。いろいろな地区の企画した取り組みを「それはとても素晴らしい企画だと思います。きっと住民の方にも活気が出てくると思います」と，褒める方向に変えたのである。その際に次のようなコメントも追加した。「こうしてみませんか？　皆さんが思いついたプランをここで言われる前に，前の方のプランを褒めてから切り出してみるというやりかたです」。

参加者の方も次第に気分が良くなってきたのか，他地区のプランを褒めてから自分の地区での取り組みを紹介する人も出てきた。その後はおわかりいただけよう。参加者に笑顔があふれ，方言混じりの大きな声でのやり取りになった。しかし，ただ雰囲気が明るくなっただけでない。各人の気分が向上することで，視野が広くなり，住民主体の新規プランも出され，

さらに地域同士の協力体制にまで発展していった。会議の終了時には参加者全員から拍手が起こったのである。

沈み切った雰囲気の会議が拍手に変わったのはなぜか。現実問題の洗い出しではない。将来の可能性をテーマに，相互のいいところを評価し，讃え合うことで気分を上げ，モチベーションを高める。そのことが，行動変容に結びつき，しっかりとしたポジティブな結果となって還元されたのである。会議の雰囲気が上がるのか沈むのか，これは将来の可能性をテーマにすることで決まるのである。

無関心派が関心派に変わる！

禁煙指導の場合と同じように，問題を抱えた人がリスクマネジメント手法で改善を求められても，問題に対して無関心であることのほうがむしろ多い。こうした人をどうしたら関心派に変えられるか。ウェルビーイング視点で変わった1例がある。それは，耐震工事の普及に用いられた，ある地域におけるイベント開催についてである。

その地域は高齢者が多い。特に1人暮らしの人が多いため，その交流の場としてイベントが行われている。交流の場のコンセプトは「生きがいのある暮らしを求めて」だという。イベントには毎回，大勢の人が訪れる。自分の住む地域での楽しいコミュニケーションを求めてくる。そうしたイベント会場では，屋台でさまざまな食べ物を作り，歌や楽器の日頃の練習の披露の場としたり，外部の人を呼んだりと，宴会を楽しみながら，さまざまなことが紹介される。

例えば，バリアフリー工事の説明である。自宅をバリアフリーにすることで楽に生活できることが体験談などをもとにわかりやすく説明される。その説明は，バリアフリー工事の実施によってどんな生きがいが生まれたか実感できるような内容である。このイベントでのバリアフリー工事の申込みは，バリアフリーの一般説明会に比してかなり多かったという。

地震による家屋の損害の予防策として耐震工事があるが，最近一般家屋におけるこの耐震工事が比較的簡易な応急処置で可能になることがわかってきた。費用も手軽で済むことから行政側が積極的に勧めている。しかし，単に地震が生じた際の対処としての耐震工事の勧誘には，ほとんどの家も無関心だという。

　そこで，さきほどのイベント会場で耐震工事の説明がバリアフリーと同様にされた際にはどうであったかを見てみたい。驚くことに，耐震工事の申込みが非常に多かったのである。そして，その切り札は，地震があったとしても家が壊れなければ，今後の余生を元気で，楽しく，生きがいを持って過ごすことができるという言葉である。何とも，行政がよく用いるリスクマネジメントによる問題解決視点でなく，ウェルビーイング視点である。より良くなる，より楽しくなるといった日々の生活を主眼とした対処なのである。こうした今後起きるかもしれない問題に対する対処として，その優先順位を上げるには，その問題の直接の解決を切り口にモチベーションを上げようとしてもうまくいかない。無関心派を関心派に変えるには，今後良くなる状況にいる自分を具体的にイメージさせるというウェルビーイング視点が適している。そしてその結果，問題解決のモチベーションを上げさせるのである。

　同じことは，健康指導でもすべて言えるだろう。よく行われている健康イベントへの興味はいつも低いといわれる。しかし，こんな具体的手法に取り組むと毎日が楽しく，有意義に暮らせるぞといった視点から入ると，関心は高まる。健康対策を自分の優先順位の中で上げるようにするには，病気にならないようにというより，生きがいを持った人生が送れるといったウェルビーイング視点なのである。さらには，そのために誰でも取り組める安易な，具体的手法があることを知らせることが必要である。

　耐震工事について，無関心派から関心派に変えさせたのは，日々送る生活の中に生きがいを見いだせることに気づかせたことなのである。

第3部
ポジティブ精神医学の幕開け

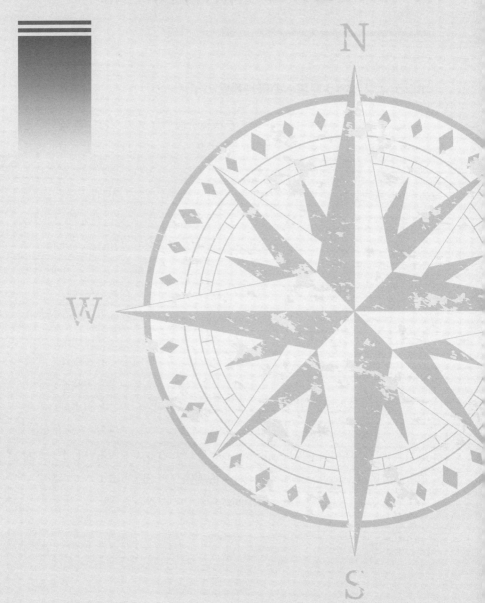

第9章 ポジティブ精神医学とは

ポジティブという言葉への精神科医のイメージ

　ポジティブサイコロジーに対する精神科医のイメージは，胡散臭いといった否定的なものが現時点では大半であろう。これはこれまで何度も述べてきたように，医学の基本はパソジェネシス的視点であり，患者の抱える病気の諸問題についてその原因を究明し解決することが目的とされているからである。そこでは患者の持つネガティビティに常に目が向けられ，そのネガティビティの解決が学術面にも臨床面にも最重要課題とされているからである。そこにポジティブという言葉はそぐわない。何の学術的根拠もない胡散臭い考え方に感じるといった見方になるのもうなずける。

　しかし，このイメージは短絡的である。元来，精神科医の関心が精神疾患の診断・治療に関するエビデンスに偏りすぎていたため，ポジティブサイコロジーのアウトカムデータそのものに全く無関心であったことによる。ポジティブサイコロジーの分野においては，さまざまな実験心理学によって，気分や思考，意欲などを向上させる要因があることが実証されている。これらの要因が，レジリエンスや楽観性，エンゲージメントなど，ポジティブ心理社会的要因（PPSFs）と呼ばれるものである。しかし，精神医学や医療ではポジティブ心理社会的要因（PPSFs）によってポジティブな成果が生じることに全く目が向けられてこなかった。

ポジティブ精神医学の定義

　従来の精神医学の定義については,「精神, 感情あるいは行動障害, 特に内因性あるいは対人関係に起因する障害を治療する, 科学と実践を取り扱う医学の一分野」(Merriam-Webster, 2003) という見方が中心であろう。一方, ポジティブ精神医学については, 2015年にジェステ (Dilip V. Jeste) とパルマー (Barton W. Palmer) が著した「Positive psychiatry (邦訳『ポジティブ精神医学』金剛出版)」の中で,「ポジティブ精神医学とは, 精神あるいは身体疾患の患者やそのリスクがある人に対して, ポジティブ心理社会的要因 (PPSFs) を向上させることを目的とするアセスメントや治療介入を通して, ウェルビーイングの理解や促進を行う科学と実践である」と定義している。このことは, ポジティブ精神医学の目指すことが, 従来の精神医学との交代では決してなく, 病理学から健康論へ, すなわち, 症状を治療することからウェルビーイングを強化することまで幅広く取り扱うことを意味している。これは, これまでの精神医学を補強し豊かにするものであり, ポジティブ心理社会的要因 (PPSFs) と健康増進, ウェルビーイングの関係性についてのエビデンスを, 精神医学の臨床実践や研修, 研究においても活用することである。

ポジティブ精神医学の考え方の生まれた背景

　ポジティブ精神医学が生まれた背景には, セリグマンによるポジティブサイコロジーの立ち上げの動きがある。彼は, 従来の心理学が人の持つ欠点や病気の解明といったネガティブ視点に偏り, 人の潜在力や, 長所, 達成可能な熱望, 心理学的な要求水準についてはほとんど何も解明してこなかったという状況を反省していた。そして, 1998年のアメリカ心理学会において, ポジティブサイコロジーの必要性を主張した。ポジティブサイコロジーでは, 個人の持つポジティブな性質を理解し, まとめ上げること

に主点をおく新たな科学とし，すべての人の人生をより高めていくことを究極の目的とした。そして，楽観性や勇気，労働倫理，未来志向，対人関係手法，喜びと洞察の受容力，社会的責任性など多次元な要素が，個人の持つポジティブな性質として取り上げられた。

その後，ポジティブサイコロジーの動きは国際的に広がり，ポジティブ心理学欧州ネットワークや国際ポジティブ心理学会，さらには日本でも2012年ポジティブサイコロジー医学会が発起した。

こうした国際的な動きの根底には，精神医学の使命が精神疾患の患者の症状を軽減することに限定されるものではなく，患者の成長や繁栄，発展に目を向け，彼らの人生を満足いくものにすることまで幅広く対応していくものだと，多くの精神科医が気づき始めたことがある。また，現代社会において精神疾患の患者が治療によって「治る」という概念に多様性が生じたことがあるだろう。感染症のように完治することが難しく，慢性化していく患者にとって求められるものが，その患者のおかれた環境とその受容性によって大きく異なる。そこに生まれたのがリカバリー概念であり，ポジティブな成果の1つの捉え方である。

ポジティブ精神医学における目標

ポジティブ精神医学における目標として，リカバリーやウェルビーイング，上手な加齢，トラウマ後の成長といった視点がある。

リカバリー概念は一元的なものではなく，米国の実践ガイドにも希望，強み，個人特性，全体論，ピアサポート，非直線的，エンパワーメント，自己方向付け，敬意，責任感の10個の要素を原理として，ディメンジョナルなアプローチが求められている。こうした捉え方は，リカバリーの結果が多様性であることを包含していることを示している。

ウェルビーイングでは，WHOの健康定義でも用いられたように個人の心身の健康状態や社会的役割，コミュニティの向上を目指す。このウェル

ビーイングでは，主観的ウェルビーイングと心理的ウェルビーイングに区分される。総合的には，単純な快楽感（喜びや幸福感，歓喜のようなポジティブ気分）といった主観的ウェルビーイングで完全に満たされるものでなく，自己活性化や生きる意味の幸福感的（エウデモニア）体験といった心理的ウェルビーイングを促進することで補完されていく。

　上手な加齢（successful aging）とは，ポジティブに年をとることで，人生100年と言われるようになった最近の健康意識の中で，この見方は重要である。Happy people live longer. という言葉が最近有名になっているが，これは年をとるほどポジティブなものの見方となりウェルビーイングになることができるということで，多くの実証研究による結果である。さらに，年をとるという加齢に対する自己評価は，身体的側面には衰えが全面に出て，「老い」に対するネガティブなイメージが強く，若かりし頃の才能と比較して捉えることで老いていく姿は衰えにしか見えない。しかし，強みという心理的側面，そして人とのつながりが深まるという社会的側面は，「老い」によってより成長するというポジティブなイメージに変えることは可能である。この加齢における成長が，上手な加齢と呼ばれる概念である。

　トラウマ後の成長（posttraumatic growth）とは，逆境からの立ち直りである。日本人にとって，東日本大震災などの災害後に協力し合って回復を目指すパワーは集団協力性や思いやり，我慢強さなどの強みが反映されるものであり，トラウマ後の成長に大きくつながる。

ポジティブ心理社会的要因（PPSFs）について

　従来の精神医学で精神病理による評価が中心であるのに対して，ポジティブ精神医学では，ポジティブな心理学的特性の評価が用いられる。こうしたポジティブ特性がポジティブ心理社会的要因（PPSFs）であり，レジリエンスやエンゲージメント，楽観性，叡智，熟達，自己効力感の認識，

コーピング，創造性，誠実性，崇高さ，宗教心などが挙げられている。ポジティブ心理社会的要因（PPSFs）を向上させることで，人の人生をより高めていくことにつながる。

最近では，これらのポジティブ心理社会的要因（PPSFs）と大脳との関連が画像研究でも指摘されている。例えば，レジリエンスと前頭前皮質，島，前頭帯状回，あるいは楽観性と下前頭回，紡錘状回，前頭帯状回，あるいは創造性と前頭前皮質など多くの領野との関連である。さらに，生物学的研究ではポジティブ心理社会的要因（PPSFs）と遺伝性の関連についても調べられている。

ポジティブ精神医学における治療と予防

ポジティブ精神医学における治療介入は，社会心理的および精神療法的介入であるが，介入による活性化によって，楽しい体験や，感謝ワーク，親切行為の実践，生きる意味や希望の追求，自己の強みの気づきと伸ばし，自己や他者に対する共感の構築などが行われる。この介入は，統合失調症や希死念慮，慢性痛，禁煙など多くの対象者に用いることができ，従来の薬物療法，精神療法に加えることで，さらに治療効果を高めるような補完的および代替的，統合的な医学治療介入といえる。相乗効果は，腰痛治療において整体・鍼灸療法の介入によって治療効果が向上するというエビデンスからも予測される。

ポジティブ精神医学では，治療介入の視点を広げ，予防介入の効果が期待される。例えば，子どもや青年に対する予防努力において，胎児性アルコール症候群や反社会性行為，非行，トラウマ／ストレス関連障害，特殊教育，少年司法，児童福祉などにその効果が示されている。また，個人や集団レベルでの成人に対する予防努力として，トラウマ／ストレス関連障害，精神病の初発例，出産後うつ，高齢者うつ，認知症などにも応用されるだろう。ただし，こうした予防努力を維持するためには社会の役割も必

要とされる。

　高齢者の特徴は，年齢を追うごとに合併疾患が増えていくにもかかわらず，主観的ウェルビーイングが若年者より高い傾向があることである。このことが認知症予防への応用に結び付けられている。

　一方，児童ではウェルビーイングを保つためのさまざまな戦略が立てられており，気質や自己制御スキル，栄養，身体活動やスポーツ参加，テレビやパソコンを制限し読書を増やすこと，子育てスタイルなどが具体的に取り上げられている。そこでは，コミュニティの形成やマインドフルネス実践，音楽・芸術参加，睡眠衛生への関心などを促すために，元気で健康であることについて家族間での話し合いに発展させることが求められている。

ポジティブ精神医学の展望

　ポジティブ精神医学について学術的に捉えると，実践的な手法でもって統合していけるボトムアップ的なものである。ポジティブ精神医学では，患者が持つ症状とその診断をするだけでなく，患者のウェルビーイングやポジティブ心理社会的要因のレベルについても評価の範囲を広げる。そして，精神療法的および行動療法的介入（さらには，それに付随する追加研究や生物学的研究）を用いることで，向上したウェルビーイングや低いレベルの知覚ストレス，上手な加齢，トラウマ後の成長，リカバリーのようなポジティブな成果を中心としたそれぞれの特性を強化することができる。ポジティブな成果や貢献，強みをさらに強調することで，精神疾患に対するスティグマは減少するだろう。こうしたスティグマの減少は，ヘルスケアの専門家や精神科の研修医を惹きつけるのに役立たなければならない。今後の精神医学が，ヘルスケアシステム全般の中核要素へと発展するためには，精神科の実践の中にポジティブ精神医学を普通に取り入れることが明らかに必要である。今その時期が始まったと言えるのである。

第10章
ポジティブ精神医学の今後の発展性

医療から健康増進,環境づくりへの拡大

　実践の立場から見ると,ポジティブ精神医学は,リカバリーやウェルビーイング,上手な加齢（successful aging）,トラウマ後の成長（posttraumatic growth）などを治療目標としている。これは,従来の医学目標の基軸であるパソジェネシス視点とは大きく異なる視点であるが,患者に対して治療介入する医療としては同じ立場にある。治療介入の基本は,個人への治療介入であり,精神あるいは身体において疾患を持つ人やハイリスクの人が対象とされる。今後もこの路線を基軸に,具体的なポジティブ手法の開発と有効性の実証が進められるであろう。

　元来,一般精神療法は対象疾患を限定しない普遍的手法であり,多くの患者に適応できているが,方向性はノーマリゼーションを最終目標とした,状態の改善である。一方,ポジティブ精神医学では,対象疾患を限定しないことに加え,リカバリーやウェルビーイング,上手な加齢,トラウマ後の成長などのように目標視野が広い。

　例えば,リカバリーについては,どこまでのレベルへの回復を100％とするか,そこには医学視点から離れた社会学的視点も比重を占めるようになり,さらには宗教・倫理的視点など,人生観についての哲学的解釈も含まれるようになる。また,老化への対処として,老化をネガティブにとらえたアンチエイジング視点からウェルビーイング視点にシフトさせた上手な加齢といったコンセプトを加えることもできる。逆境体験を将来の可能性につなげるトラウマ後の成長も視点は同様で,問題解決に限定しない

ウェルビーイング視点への拡大である。このように概念を拡大することで，専門分野間の境界がなくなり，「幸せに生きる」といったコンセプトのもとでコラボレーションしていくことになるだろう。

　このようなポジティブ精神医学の拡大性を見ると，次のような具体的な応用へと発展するであろう。

　ポジティブ精神医学では，対象患者として精神疾患患者に加え，ハイリスクを持つ人も含められている。ハイリスクとは，厳密には精神疾患として発症していなくても何らかの前駆症状が見られる場合を意味するが，こうした解釈もさらに拡大され，一般的なメンタル不調者も対象となりうる。これはポジティブ手法の活用によって明らかにレジリエンスの向上が認められるからである。メンタル不調が持続していると，レジリエンスが低下し，何らかの契機によって発症しやすくなるが，こうしたメンタル不調者へのポジティブ手法の応用は，予防視点で効果的である。

　また，LGBTや人種問題など，マイノリティのアイデンティティ強化にこのポジティブ手法は効果的である。マイノリティに対して受容性の求められる社会側と社会に溶け込める体質作りのマイノリティ側の両側面に対して，このウェルビーイング視点は有用である。多様性解釈はウェルビーイング視点から生まれた見方である。マイノリティに対してマジョリティへのノーマリゼーションを求める方向性ではなく，マイノリティそのものの独自性を尊重する方向性である。これは，障害者へのサポートも同様であり，視覚障害や聴覚障害，色覚障害，身体障害など，障害者が無理なく適応できるような環境づくりである。ここでは，当事者へのそのレベルに応じた社会における役割分担が必然的に生じる。すなわち，インクルージョンが主目的となり，この方向性が幸せに生きることにつながる。

　このような障害者へのインクルージョンを主眼としたサポートの方向性は，発達障害にも今後発展していくであろう。特に，発達障害に対してウェルビーイング視点を持つことは，彼らの才能の気づきや強み強化を促進する。このことが彼らの社会生活における役割分担の場を広げていく。彼ら

の才能の気づきや強み強化によって生み出された，作品や技法，技術などの中には，発達障害でない集団からは産出され得ない破格のものがありうる。こうした生産性を保持するためにも，彼らにとって生活上の支障をきたさないような環境づくりも求められるであろう。

　ポジティブ精神医学の他の対象として，タバコや飲酒，ゲーム，ギャンブル，買い物などへの依存もある。ここでは「やめる」といった固い意志が必須となるが，やめる意志（モチベーション）向上のきっかけにウェルビーイング視点の応用が効く。ポジティブ手法によってモチベーションを向上させることについては第8章でも詳述したが，医療においてもさまざまな状況での有効性が予想され，身体疾患にも応用できる。

　糖尿病や高血圧，高脂血症などの生活習慣病，肥満などへの対処については，食事療法・運動療法の有効性が指摘されている。しかし，本人がその療法に取り組む姿勢によって効果は大きく異なる。すなわち，食事療法・運動療法に取り組もうというモチベーションが重要であり，モチベーションを高めることで，食事療法・運動療法の継続となり，生活習慣病の改善につながるのである。

　さらにポジティブ精神医学では，疾患の状態を改善するといった目標を必須としないことで利用対象が大幅に拡大する。リカバリー概念として，疾患の治癒を必要条件に入れず，医療枠から離れた，社会適応，あるいは「幸せに生きる」といった概念とすることである。その代表が，がん末期状態にある人へのリカバリーである。オンコロジーの分野には，既にこの視点によるリカバリーが用いられ，末期状態の患者さんにも生きがいを持って終焉を迎えられるようケアサポートが行われている。同様に，慢性疼痛症など難治性疾患や長期予後の好ましくない疾患などにもこのリカバリー概念が用いられる。患者本人もウェルビーイング視点から自分を見ることができるようになると，これまでの章の事例でも示したように，元来の疾患そのものも改善することがありうる。統合失調症に対するべてるの家での支援方針もこれと同じ視点といえるであろう。

私自身が，精神科医としての精神症状の改善に限定された視点を「人」全体への視点に変え，ウェルビーイングに目覚めたのも，統合失調症患者さんとの関わりがきっかけであった。
　次に，ポジティブ精神医学では，レジリエンスの強化によって疾患予防の分野での効果が期待される。さらに，レジリエンスの強化の視点では，メンタル不調者に対してポジティブ手法を用いてメンタル疾患の予防を行うことに限定せず，レジリエンス向上による予防効果から，対象を一般健常者にまで拡大することである。これによって疾患の一次予防，さらには健康増進に広がるのである。
　こうした健康増進では，地域で主催される健康教室において，従来から行われているような病気についての情報提供や健康維持にまつわる「～すべき。～してはならない」などの指示とは視点を変え，ウェルビーイング視点によって日常生活を元気に楽しく生きるといったコンセプトに参加者が気づくようにサポートしていくことが求められる。
　日常生活を元気に楽しく生きようという一種のエンハンスメントは，個人単独よりむしろ，グループ参加による周囲との共感からモチベーションの向上を求めるほうが効果的である。地域でのセミナー開催は，こうしたグループ参加による効果が期待される。リワークや認知症予防セミナーでのウェルビーイング実践プログラムの実施に効果が認められたことも，セミナー形式で集団参加することによる効果が加味されているであろう。
　地域で行われるセミナーのテーマとして，「日常生活を元気に楽しく生きる」という目的を前面に出すと，ウェルビーイングという言葉がまだ十分知られていない現時点では，参加者は少ないかもしれない。地域にはさまざまな問題があふれており，日常生活を元気に楽しく生きるということを最優先とした取り組み課題とはなりにくいからである。そこで，セミナーへの勧誘の切り口は，生活習慣病の予防や認知症の予防などネガティブ視点とし，セミナー参加者にウェルビーイング視点に気づいてもらえるようにコーディネートすることが効果的であろう。地域におけるこうしたウェ

ルビーイング視点によるセミナーが継続されることで,地域の活性化や「人生100年時代」を視野に入れた上手な加齢について住民自らが気づき,具体策を実行するようになるであろう。

　ポジティブ精神医学の応用は,日常生活の活動の主となる場所である学校や職場,家庭などの環境においても効果があるだろう。学校の環境については,教育分野が取り扱う課題と見なされ,医療を窓口にした取り組みが先送りになりがちであるが,ポジティブ手法の効果は十分ありうる。私が紹介したように,ウェルビーイング実践プログラムによって学生の元気は向上している。このことは学習意欲向上からの学力の向上,さらには企画力やグループ力の向上など,教育分野での応用が期待できる。

　産業界ではどうであろうか。働きやすい職場を作るために,問題解決視点からストレス性の低い環境を作るだけにとどまらず,働く意欲の向上,生産性,企画力,グループ力の向上などによるやりがいのある職場作りへと,大きな発展が期待されている。こうした発展性が期待される産業界の分野に,最近釘を刺すような動きがあることに注意しておかなければならない。

　その動きとは,ストレスチェックというツールの出現である。職場でのストレスチェックが2016年に義務化された。厚生労働省の当初の狙いは,メンタル面での健康意識の向上を主眼とした1次予防であり,健康増進手法の1つとして評価されていた。しかし,ストレスチェックが現場で実施されるようになると,状況は変わった。特に精神科医の手にこのストレスチェックのツールが渡ってからである。職場で行われるストレスチェックが,高ストレス者のスクリーンニングツールとなった。その結果,精神科医の多くがこのツールを用いて職場でのうつ病患者などの洗い出しをするようになったのである。建前は,職場の労働者がストレスチェックを受け,自分が高ストレス状態であるか否かを知り,産業医などへ相談窓口を設けることであったが,実質は,高ストレス者の同定が治療対象の最短ルートに変わり,さらに安易に薬物治療に向かうようになったのである。職場

を含めた労働者の持つ問題点を，さらに掘り起こす流れが確立したともいえるのである。

　これは，医療者側が産業界をパソジェネシス的視点でとらえ，製薬会社の力に煽られて介入し始めたことの現れである。一見すると，企業側にとってもメンタル不調者をスクリーニングすることで，職場の全体の作業効率が上がるように映るが，被雇用者の経済援助は義務であることから人件費を含めた全体的な企業負担は増大する。労働者が軽快に仕事をこなし生産性を上げたほうが企業によってもメリットが大きいことは歴然としている。そして，根本となる労働者側の労働意欲を高めるような，働きやすく，働きがいのある職場作りが，労働者と企業の双方に還元されることを，産業医など医療者も知るべきである。働きがいとは，活力と熱意を持って没頭できる仕事に就くことを意味し，最近はエンゲージメントという言葉が使われている。エンゲージメントを高めることで，仕事に誇りを持ち，一所懸命に取り組み，仕事から自分の人生を生き生きと過ごせる活力を還元させることができる。こうしたモチベーション向上，働きがいのある職場作りに対する最良の手法がウェルビーイング手法なのである。このことが今後の健康経営にもつながる。

　また，職場という環境は，誰もが同じように適応できる環境ではない。この四半世紀の流れで，一次，二次産業はサービス業など対人コミュニケーションが要求される三次産業に大きくシフトした。こうした職場に適応できるのは，コミュニケーション力を十分兼ね備えた人材である。一方，これまでの一次，二次産業，あるいは厳しい自然環境への適応や精巧な技術力などが求められる職場でも細分化された適性が求められ，適材適所といった役割分担の概念が必要とされる。こうした流れから今後は，就労する人の適応力を育てることより，むしろ就労者に適応した環境づくりにウェイトが置かれるようになるだろう。このことから，ウェルビーイング視点の有用性が生かされる時代に入っていくと思われる。

　さらに，家庭内環境においても，家族間の対人関係の中で，家族愛によ

る温かい環境を求める気持ちが相互に高まることが予想されるであろう。第8章で紹介したように，ウェルビーイング視点への着眼からモチベーションを向上することが，日常生活の豊かさへと，導くものとも言える。

ポジティブ理論と進化論

　われわれが帰属する社会において，ウェルビーイングの志向性が高まってきたことは，進化論的にみると必然の結果と言えるかもしれない。生物の進化の過程において，最低限の個体の生存欲求を満たすためには，生存に必要なエネルギー源の確保や危険からの回避が求められる。ここでは，最優先課題を最速にキャッチし，反応行動をとるようなシステムが必要であり，これこそがネガティブ視点の代表である問題解決志向である。この志向性は，一般生物の本能として生得的に兼ね備えた性質で，個体保持に最も重要な能力である。

　次に，種族保存の欲求を満たすために，配偶者を取得し，子どもを形成する欲求が生じる。ここで必要とされるのは，配偶者を得やすく，子どもを安全に守る環境である。そのために，家族形成の欲求が生じる。家族形成には血縁の絆が求められ，家族という集合体を作ることで個体の安全も確保される。配偶者，子ども，家族という概念を各個体が持てるように，家族愛という情動もこのレベルでは生まれ，ここにウェルビーイング的要素が加わるようになる。

　次に，家族が集合体として守られるように群れという共同体が生まれる。人がホモ・サピエンスから大きく進化を遂げたのも，この共同体の利用である。共同体の中でのルールや，仕事，経済なども，共同体の成長を目指して発展した。産業革命以後，社会構造は変貌していくが，モノや情報が過剰となり，経済成長の行き詰まりの兆しが見え始めることで，モノや情報要求から幸福感を代表とするウェルビーイング志向へと転換点が見られるようになった。これが誰もが生きがいを持って過ごせる社会形成である。

生存欲求から，配偶者取得，家族形成，群れの共同体の形成，生きがいのある社会形成と進化を進めるうちに，スペクトラム的にウェルビーイング要素が増えていく。特に，生きがいのある社会形成とはウェルビーイングそのものを表現しているとも言える。

個人から環境の時代へ

　自分の人生を豊かに生きるためには，自分のネガティブな側面を知り，ポジティブ手法を活用することである。自分の生きている環境のリソースを十分活用すると，ウェルビーイングになり，楽しく生きるという気持ちが出てくる。こうしたウェルビーイング視点によって個人の楽しく生きるという気持ちが高まると，家族，社会への絆を深めようという欲求も次第に加わるようになる。そして個人のみでなく，家族や社会との関連が意識され，その環境における自分の存在感に生きがいを意識するようになる。この自然の流れが取得できるようになると，時間の経過の中で意識される多くの刺激や問題などにも大きく振り回されることがなくなり，いわゆる「あるがまま」という姿勢も生まれる。赤塚不二夫の「これでいいのだ！」という言葉もこのウェルビーイング視点から生まれたもので，日本人に合う「ポジティブ」のあり方かもしれない。

バランスを知って生きる

　この本ではこれまであえてウェルビーイング視点を強調してきた。その理由は世間の多くの人が問題解決視点に偏りすぎているからで，読者もこの本に触れる前までは，おそらくその一人ではなかっただろうか？　日本のこれまでの教育が原因究明，問題解決を基軸とした流れにあり，行政や一般企業などの多くがリスクマネジメント視点で日々の活動をし，医療においては最もその方向性が強かったと言える。この影響を受けて多くの人

が，自身の日常生活や環境に対してネガティブ視点から物事を捉える傾向が強く現れている。ウェルビーイングの強調はこうした傾向に一石を投ずるためである。

しかし，私がネガティブ視点を否定しているわけでは決してない。重要なことは，その視点のバランスである。ウェルビーイング実践プログラムの中でも紹介したように，自分の置かれた状況に対する最善の打開策にはポジティブ視点とネガティブ視点の黄金比率が3:1であることがポジティブ心理学研究で報告されている。このようにバランスこそが最も大切なのである。

世の中では，言葉やデザイン，服飾，人気など，その流行は振り子のように揺れ動く。これは人が元来持つ慣れや飽きという習性によってマクロ的に流れが動くと考えられる。精神医学の診断の歴史的流れを見ても，カテゴリー診断とディメンジョン診断が振り子のように繰り返される。これは，プラトンによる普遍的理念（イデー）とヒポクラテスによる個々の対象や出来事（個別対象）といった，ギリシャ時代の伝統的哲学の基軸が振り子として，すなわち演繹論か帰納論かという2つの基本姿勢が繰り返されているのである。

こうした振り子の動きによって，人の持つバランス感覚が育てられていく。一つの方向性に偏らないようなバランス感覚である。物事の捉え方としての問題解決視点とウェルビーイング視点は，こうしたバランス感覚の下で使い分けられることが最も好ましいといえる。

そこで最後に，バランス感覚の例として，眼前にした眺めの捉え方，すなわち光景の見方について取り上げて本書を終えたいと思う。ここでは最近流行となっているマインドフルネスとナラティブという2つの相反する心理学的手法のバランスについて示唆するものになると思う。

眺めの捉え方の1つに，光景を枠付けしてみる見方がある。枠付けをすることで目にする景色にアート的な意味づけが生まれる。本来無関係な一つひとつの構成要素が，枠を介して目に入ることで，構成要素間に相互の

関連が生じ，そこに全体的な意味深い特性が感じられるようになるのである。

例えば，部屋からの眺めである。京都の寺院には枠付けされた部屋の眺めがよくある。青蓮院の部屋の眺めを見ると，縁側はガラス張りの引き戸となっており，引き戸の外枠が額縁の役割を果たしている。ガラス張りの戸に映し出される光景は，部屋の暗さとは対照的に日の光で明るく，紅葉の鮮紅が主役を演じるものの，脇役に緑の木々がある。地には苔が生え，既に散りきった木の幹と枝，その枝にわずかに付いている葉が風に揺れる姿など細かな要素が全体の光景を際立たせている。さらに，部屋に置かれたやや傷んだ木机とその前にある座布団，畳……。一つひとつは特に何でもない構成要素であるが，総合されると侘び寂び境地にもつながる素晴らしいアートとなっている。

他に，岩倉実相院の床紅葉でも同様な枠付け効果によってアートを生み出している。暗い部屋の縁によって枠付けされることで，明るい日光によって照らし出される若葉と黒光りする床に映し出される葉に対比が生まれ，躍動感のあふれる光景が醸し出されている。

眺めの捉え方のもう1つは，枠付けをしない光景の見方である。山頂からの眺めや，岸壁に打ち寄せる波，広大な海など，雄大な自然を目にした時には，枠付けをせずに全体を見ている。個人的にも，若い頃は壮大な自然の光景に，眼前にした自然の無限性と自己の卑小とに何らかの虚しさを感じていたと思う。しかしそこでは，虚しさは自己に対する虚無的な気持ちであり，自然に対してはその果てしない存在感に敬畏を感じることで，自分の心をも清澄にさせることができた。自分の気持ちを「ナチュラル」なものの中に置き，その状況を客観視することで，さまざまな欲から離れ，落ち着きを得るといったことであろう。

こうした「ナチュラル」なものの見方は，感じた感覚に無理に意味づけをせず，直感的に捉えることである。壮大な自然を目にした時には，目にした光景に枠付けがされない。こうした空間的な区切りをなくすると，時

間的にも，今目にした光景が，過去から未来への時の流れの中での一瞬となる。こうした感覚によって安らぎが得られることは，誰もが広大な自然と直面した時に体験するものである。最近流行となっているマインドフルネスも，こうした感覚の体験手法であろう。雑念からの解放を求める手法で，感じた感覚に意味づけをしないようにするのである。

　マインドフルネスによって雑念を払い，ストレスを軽減する手法がよく紹介されているが，マインドフルネス手法を習得してから実行しようとするとなかなか難しいのが実情である。それは常にマインドフルネス手法を意識しながら，そのマニュアルに従って実行するといった，形から入っているからである。形から入るとは，そこには枠付けが行われていることであり，意味づけが生じやすい。雑念を払って空間と時間の一瞬を直感するといっても，マニュアル手順を意識しながらでは相当な時間をかけてトレーニングしないと意味づけからの解放は難しいのである。

　こうした雑念を払って空間と時間の一瞬を直感することは，大自然を眼前にした時の心の安らぎに該当するが，大自然の中にあえて自分を運ばなくても，日常生活の中にも安らぎはありうる。例えば，それは癒やしのミュージックをゆとりのある空間の中で聞くことなどである。リラクシングという言葉もあり，心理学的にマインドフルネスとは異なるということもあるが，雑念を払って空間と時間の一瞬を直感できる点においてはどちらも同じである。

　一方，皮肉なことに，こうした安らぎによって雑念の多くが払われると，「まー，いいや」といった開き直りも生じる。これは，その日に生じたさまざまな人間関係や業務などからのストレスが解消されるのだが，反面，「よし，今からやるぞ」といったモチベーションも低下する。風呂上がりに予定していた書きものも，今日は書かなくてもいいやと思うのはこのためである。その日に経験されたさまざまな事象に対する意味づけへの意欲もなくなる。すなわち，その日にあった自分と他者との人間関係の中に描かれる心理的意味づけの必要性が下がり，そこに生じたストーリーもなく

なるのである。

　例えば，今日会った知人に，「一緒に昼食でもどうですか」と声をかけたところ，「いや，今日はやめときます」とつっけんどんな口調で返された時，「いつも，応じてくれるのに今日はどうしてなのか？　先日の席で，以前から取り組んでいた自分の仕事について批判的なコメントを述べられた。それで，自分とはもう食事は取らないと決めたのか？」云々。こうした意味づけとストーリーは誰にもよく生じる。自己解釈によって，自分に対してネガティブに捉える場合や手前勝手に安易に解釈するなど，さまざまである。それが人の性（さが）でもあり，悩みと苦痛の根源でもある。こうした意味づけとストーリーからの解放が，マインドフルネス・リラクシング手法であり，自己の意識からその意味づけの価値観が低下し，「まー，いいや」といった開き直りとなるのである。

　開き直りによるモチベーションの低下，つまり，いつも安らぎを求めていると，やる気が失せ，あえて何かをやる気がなくなる。ただ，生きているだけで充足されるといった悟りの境地とは，これに値するだろう。仏教の悟りに，体験される事象に対して言葉や概念による意味づけを捨て，瞬時に体験された感覚のみを得る日々の生活に至らせるという在り方を聞く。確かに，これこそが真の悟りであろうが，では，自分は人なのか？　人は何のために生きているのか？　といったテーゼが浮かび上がる。恐らく，悟りでは，こうしたテーゼこそ俗世に生きる現れであると即座に否定されるであろう。これは仏教論の本質であろうが，「真」を求めるなどの次元に至ると形而上的な捉え方となり，日々の日常生活が何とも無意味で矮小なものとなる。「楽しく生きていく」ことをも，低次元の考え方として蔑視されていくであろう。

　ここで重要なのがバランスである。一方向に行き過ぎないことである。さまざまな手法で開き直りを求めることも必要だが，一方では自分の体験した事象をあえて言葉や概念によって意味づけし，問題意識として捉えることも必要である。これによって問題対処へのモチベーションが生まれる。

体験した事象を言葉や概念によって意味づけするとは，まさしく枠付けである。今瞬時に経験したことをカメラで取り，その光景に対してさまざまな解釈をつけるということでもある。枠付けして捉えた光景などの事象には，意味づけがなされることでストーリー性も生まれてくる。好ましいストーリーもあれば不愉快なものもあろう。しかし，それが生きていることで得られる特権であり，自らのストーリーを楽しむこともある。そうしたストーリーは，自然なものではなく，あえて作り上げたアートである。心理学で言うところのナラティブ・アプローチとは，こうした枠付けによって生まれた意味づけの中にある自分を生きていくようにすることである。

　普段目にした光景に対して，枠付けする方法もあれば枠付けしない方法もある。状況による使い分けのバランスである。こうしたものの見方は，自分の人生観の見方も同じであろう。自分の人生を，ウェルビーイング解釈を発展させた「あるがままとして」求める見方もあれば，対人関係などで生まれる諸問題に意味づけをし，アートとしての物語を楽しむ見方もある。バランスよく生きることこそ粋な人生と言えるだろう。

あとがき

　冒頭でも触れたが，本書の目的は**気づき**である。学術書の多くに見られる学術情報の提供ではない。そのためエビデンス報告や研究者のコメント，文献などからの引用はほとんど用いず，私の臨床経験に基づくウェルビーイング向上の持論に一貫した。私が期待していることは，読者がこの本の文脈の何処かに「ほう」と共感され，自分の生活や仕事などに活かすことができると**気づくこと**である。最新情報の取得だけでは生まれない発案（planning）とか，行動（doing）も，**気づき**によってモチベーションが高まり，行動につながるのである。

　ウェルビーイングの視点に目を向けるようになって，私自身も変わった。臨床において患者さんの良いところに気づき，人として優しく触れられることができるようになっただけでなく，自己の生活パターンも拡大したのである。マルチタスクで物事に取り組めるようになっただけでなく，常にこころのゆとりが持てるようになった。楽しい毎日を送るといったコンセプトを最優先に，仕事の課題や人との付き合い，家族，趣味などに十分時間を充てることができるようになったのである。

　今後は，1人でも多くの方にこのコンセプトと手法を伝え，人の絆によって実践の場が拡大していくことを期待している。そして，それが今後の地域社会に還元され，ますます楽しい毎日になっていくことに夢が膨らむのである。

　なお，事例提示に協力いただいた多くの患者さんに感謝し，今後のご健勝と人生の発展をお祈り申し上げます。

　また，出版の機会を頂いた星和書店さんに感謝いたします。

事例提示について

　本書では，臨床や教育の現場で私の体験した事例を紹介している．事例の提示について本人の口頭同意を得ているとともに，特定されないように内容について若干の改変もされている．なお，事例1については本人の口頭同意は得られていないが，15年以上前に既に報告された症例でもあり，お許しを得たい．

参考文献

第2章
Antonovsky Aaron：Health, Stress and Coping．Jossey-Bass, San Francisco, 1979.

第4章
マーティン・セリグマン：ポジティブ心理学の挑戦（宇野カオリ訳）．ディスカヴァー・トゥエンティワン，東京，2014．

第5章
石川雄一：保健医療従事者のための行動科学的アプローチマニュアル．日本ヘルスサイエンスセンター，東京，2001．

第6章
須賀英道：幸せはあなたのまわりにある―ポジティブ思考のための実践ガイドブック．金剛出版，東京，2014．

第9章
Dilip V. Jeste & Barton W. Palmer：Positive Psychiatry：A Clinical Handbook. American Psychiatric Publishing, Washington, D. C., 2015.

著者

須賀 英道（すが ひでみち）

龍谷大学短期大学部社会福祉学科教授，日本ポジティブサイコロジー医学会理事
1984年，宮崎医科大学医学部卒業。愛知医科大学精神神経科，京都大学大学院医学研究科脳病態生理学（精神科神経科）講師，龍谷大学保健管理センター教授を経て，2017年から現職。現在，ウェルビーイングに基づくセミナーを各地で開催し，メンタルヘルスにおける地域コミュニケーションの重要性を説いている。専門は，ポジティブ心理学に基づく精神療法およびメンタルヘルス教育のほか，非定型精神病の診断と精神病理。2007年，日本うつ病学会第2回学会奨励賞受賞。
主な著書は，『統合失調感情障害——DSM-5による統合失調感情障害の診断的位置づけ』（分担執筆，中山書店），『ちょびヒゲ診療日誌——京都暮らし編』（静岡学術出版），『幸せはあなたのまわりにある——ポジティブ思考のための実践ガイドブック』（金剛出版），『うつ病診療における精神療法：10分間で何ができるか』（分担執筆，星和書店）など。

ポジティブ精神医学の活用
10年後の精神医療はこうして変わる！

2019年8月5日　初版第1刷発行

著　者　須賀英道
発行者　石澤雄司
発行所　㈱星和書店
　　　　〒168-0074　東京都杉並区上高井戸1-2-5
　　　　電話　03（3329）0031（営業部）／03（3329）0033（編集部）
　　　　FAX　03（5374）7186（営業部）／03（5374）7185（編集部）
　　　　http://www.seiwa-pb.co.jp
印刷・製本　株式会社光邦

© 2019 須賀英道／星和書店　Printed in Japan　ISBN978-4-7911-1024-7

・本書に掲載する著作物の複製権・翻訳権・上映権・譲渡権・公衆送信権（送信可能化権を含む）は㈱星和書店が保有します。
・ JCOPY 〈(社)出版者著作権管理機構 委託出版物〉
　本書の無断複写は著作権法上での例外を除き禁じられています。複写される場合は，そのつど事前に(社)出版者著作権管理機構（電話03-3513-6969，FAX 03-3513-6979，e-mail：info@jcopy.or.jp）の許諾を得てください。

うつ病診療における精神療法
10分間で何ができるか

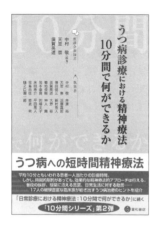

〈 編 〉 中村 敬

〈座談会参加者〉 中村 敬, 天笠 崇, 須賀英道

〈執筆者〉
中村 敬, 井原 裕, 天笠 崇,
近藤真前, 傳田健三, 新村秀人,
須賀英道, 大野 裕, 菊地俊暁,
神人 蘭, 岡本泰昌, 的場文子,
米田衆介, 平田亮人, 岡島由佳,
岩波 明, 樋之口潤一郎

A5判　248p
定価：本体2,200円＋税

大好評を博した『日常診療における精神療法：10分間で何ができるか』に続く「10分間シリーズ」の第2弾。本書では，うつ病と持続性抑うつ障害に対象を絞り，限られた診療時間の中でも実践できる精神療法的アプローチについて解説。

うつ病の精神療法において豊富な知識と経験を持つ執筆陣が，固有の理論や技法に基づく狭義の精神療法に限定せず，普段から心がけている挨拶や態度，患者の心に響くような伝え方，投薬に添える言葉，患者の日常生活に対する助言など，日常診療の中で短時間でもできる様々な工夫をまとめている。

うつ病の多様化・難治化が指摘される今日，今後のうつ病治療へのヒントを得られる一冊。

発行：星和書店　http://www.seiwa-pb.co.jp

ポジティブ心理学，ACT，マインドフルネス

しあわせな人生のための7つの基本

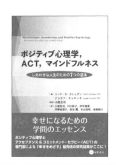

トッド・B・カシュダン，
ジョセフ・チャロッキ 編　小原圭司 監訳
小原圭司，川口彰子，伊井俊貴，
中神由香子，岩谷 潤，木山信明，
須賀楓介 訳

A5判　432p　定価：本体4,300円＋税

ポジティブ心理学とACTの専門家による最先端の研究結果を集めた論文集。個人にとっては幸せな人生を送るための指針となり、治療者にとってはクライエントを幸せな人生に導くためのヒントが満載。

ウェルビーイング療法

治療マニュアルと事例に合わせた使い方

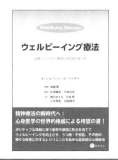

ジョバンニ・A・ファヴァ 著　堀越勝 監修
杉浦義典，竹林由武 監訳
駒沢あさみ，竹林唯，
土井理美，羽鳥健司 訳

A5判　212p　定価：本体2,300円＋税

ポジティブな体験に伴うネガティブな思考や感情に焦点を当て，心理学的ウェルビーイングを向上し，気分を改善するウェルビーイング療法。その開発の経緯から，具体的な治療マニュアル，各疾患への適用までを詳述する。

発行：星和書店　http://www.seiwa-pb.co.jp

幸せをよぶ法則

楽観性のポジティブ心理学

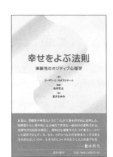

スーザン・C・セガストローム 著
島井哲志 監訳
荒井まゆみ 訳

四六判　416p　定価：本体2,600円+税

何事もポジティブに考える努力は必要ない。楽観的な人は自分の中にある楽観性の良いところを発揮していくこと、そして悲観的な人は楽観的な行動を学ぶことにより幸せになれる、と本書は説く。

ポジティブ心理学入門

幸せを呼ぶ生き方

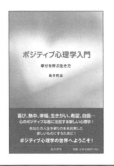

島井哲志 著

四六判　208p　定価：本体1,800円+税

喜び、熱中、幸福、生きがい、希望といった心のポジティブな面に注目する新しい心理学。心理学の基礎知識がなくても読むことができるようわかりやすく書かれたポジティブ心理学の待望の入門書。

発行：星和書店　http://www.seiwa-pb.co.jp